诊余心悟

——江淮名医方朝晖临证感悟

主编　方朝晖

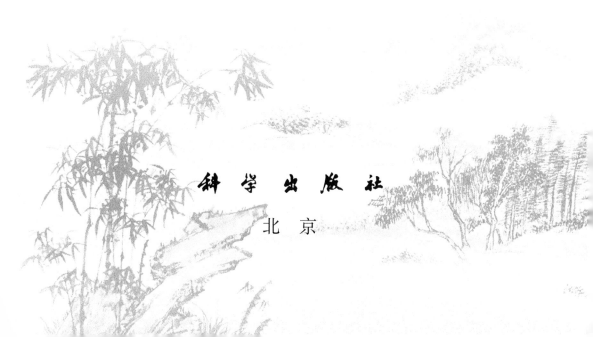

科学出版社

北京

内 容 简 介

《诊余心悟——江淮名医方朝晖临证感悟》为方朝晖教授临证经验集。第一章从出身背景、从医经验、为医之道等方面讲述了方教授的成长成医之路。第二至六章从消渴总论、女科之道、瘿瘤、内科杂病及皮肤病方面,详述了方教授丰富的临床经验和独特的心得体会,并附医案举隅及临证体会。本书亦精选方教授学生历年来发表的跟师心得数十篇,从另一个角度体现方教授在临床、治学及带教方面的经验。本书适合中医及中西医结合临床、教学、科研工作者,以及中医爱好者阅读参考。

图书在版编目(CIP)数据

诊余心悟——江淮名医方朝晖临证感悟/方朝晖主编.
—北京:科学出版社,2018.1
　ISBN　978-7-03-054871-9

　Ⅰ.①诊… Ⅱ.①方… Ⅲ.①内分泌病—中医临床—经验—中国—现代 Ⅳ.①R259.8

中国版本图书馆 CIP 数据核字(2017)第 254888 号

责任编辑:黄金花
责任印制:谭宏宇 / 封面设计:殷　靓

斜 学 虫 版 社 出版

北京东黄城根北街 16 号
邮政编码:100717
http://www.sciencep.com

南京展望文化发展有限公司排版
北京虎彩文化传播有限公司印刷
科学出版社发行　各地新华书店经销

*

2018 年 1 月第　一　版　　开本:B5(720×1000)
2019 年 7 月第二次印刷　印张:11 1/2
字数:171 000
定价:60.00 元
(如有印装质量问题,我社负责调换)

编 辑 委 员 会

前　言

数千年来，中医药文化源远流长，生生不息，创造了许许多多医学奇迹。中医工作者在中医学领域辛勤耕耘的同时，需要不断地探索、不断地超越自我，为中医事业的传承和发展贡献一份绵薄之力。为此，编者愿将自己近三十载的医学生涯临证心法与经验悉数传授给后人。

本书第一章是"成长成医之路"，是编者关于自己从医之路的回顾，将自己的求学之路与大家共勉，并期望以此引发读者对中医药发展的思考。编者的家庭世代从医，从小耳闻目染，对于这个行业有着深厚的感情。感谢家庭的教育与培养，指引编者向着医学之门前进。第二至六章精选临床上对于内分泌疾病的诊疗心得和临床医案，涉及消渴总论、女科之道、瘿瘤、内科杂病与皮肤病，医案举隅选自门诊实录，如实地描绘临床诊治经过。各章首先详述疾病的病因病机，再对其进行辨证分型，详细阐述各分型的证候、治则、方药及组方。随后附上医案，或解析医案中的诊疗思路，或传授用药经验，或对疾病进行辨证论治。该部分真实生动，按语引人入胜，分析详尽，虽不能做到面面俱到，亦尽力多角度地总结编者的治学、临床经验，与读者分享。

中医典籍浩如烟海，往往皓首难穷究竟。本书每一章都意味深长，供读者闲暇之余思考、探讨和创新。中医药的繁荣是中医工作者博采众长、日积月累所创造的，愿读者能用心品读，深入理解，挖掘中医药之精髓。

编　者

2017 年 8 月

目　　录

前言

第一章　成长成医之路 ……………………………………………… 1

第二章　消渴总论 …………………………………………………… 19
　　第一节　肥胖 …………………………………………………… 19
　　第二节　脾瘅 …………………………………………………… 23
　　第三节　消渴 …………………………………………………… 31
　　第四节　消渴目病 ……………………………………………… 43
　　第五节　消渴痹病 ……………………………………………… 46
　　第六节　消渴肾病 ……………………………………………… 49

第三章　女科之道 …………………………………………………… 58
　　第一节　多囊卵巢综合征 ……………………………………… 58
　　第二节　高催乳素血症 ………………………………………… 63
　　第三节　月经不调 ……………………………………………… 67
　　第四节　脏躁 …………………………………………………… 72
　　第五节　郁证 …………………………………………………… 76

第四章　瘿瘤 ………………………………………………………… 83
　　第一节　气瘿 …………………………………………………… 84
　　第二节　瘿痈 …………………………………………………… 88
　　第三节　石瘿 …………………………………………………… 91

第四节　瘿气 …………………………………………………… 94

第五节　水肿 …………………………………………………… 97

第六节　肉瘿 …………………………………………………… 102

第五章　内科杂病 …………………………………………… 110

第一节　痹证 …………………………………………………… 110

第二节　痿证 …………………………………………………… 117

第三节　虚劳 …………………………………………………… 131

第四节　多汗症 ………………………………………………… 141

第五节　便秘 …………………………………………………… 148

第六章　皮肤病 ……………………………………………… 159

第一节　面部色斑 ……………………………………………… 159

第二节　痤疮 …………………………………………………… 166

诊余心悟

第一章　成长成医之路

　　1969 年的春天,方教授诞生于新安医学的故乡宁国市。宁国建县始于东汉建安 13 年(公元 208 年),县名意取"邦宁国泰、物阜民安",1997 年 3 月撤县设市,境内山清水秀,风光绮丽,人杰地灵。三国时期,孙权分宛陵县南乡置宁国县、怀安县。大明王朝的开国皇帝朱元璋也曾在宁国县做过几首诗。如此福地还哺育出许多才华横溢、安邦治国的人才,如吴柔胜、吴渊、吴潜、王廷相、屠羲英和黄一腾等。而今,方教授为祖国医学事业献上了自己辛勤耕耘的成果,并在医学领域取得不凡成就,也为故乡宁国添光加彩。

一、七言律诗妙无穷,汤头歌诀领入门

　　方教授年少时,外公、父亲、母亲均是当地医院受人尊敬的医生。受环境的熏陶,自幼励志"不为良相,便为良医"。外公是当地著名的中医大师,自识字之后,方教授便喜欢跟在外公后面,看外公给人诊病,尤其对外公给患者开的中药方子颇感兴趣。经常有重病被治愈的患者登门拜谢,感激地长跪涕零。方教授那时便对外公十分崇拜,也时常会问一些关于治病方面的问题,外公见方教授对祖国医学表现出了莫大的兴趣,就开始指导方教授背诵《汤头歌诀》。外公当时告诉方教授,清朝康熙三十三年,有位叫汪昂的 80 岁老中医,整合古方编著了一本《汤头歌诀》,影响颇为广泛。该书选录名方 320 条,分为 20 类,用七言诗体编成歌诀,将每个汤剂的名称、用药、适应证、随症加减等都写入歌中,内容简明扼要,音韵工整,成为中医界的美谈。

　　此后的很长一段时间这本书便伴随着方教授,从补益之剂的第一首四君子汤,到发表之剂再到攻里之剂,直至最后经产之剂。当同龄的人在玩耍、嬉闹的时候,方教授在做着自己喜欢的事——背诵汤头歌诀,书名中"汤头"是中药汤剂的俗称。在中药方剂中古人便尝试着将一些传统的灵验药方改成诗歌,使其具有合辙押韵、朗朗上口的特点,一副汤剂往往由多味药

材组成,制法繁琐,药材名称抽象枯燥,不便记忆和掌握。正是因为这本书为方教授打下了坚实基础,让其走在医学之路上更加扎实,更加激发了方教授对中医的兴趣。

二、传承新安医学,造福万民健康

(一)新安医学思想概述

新安医学是汉族传统医学重要组成部分。唐代以后,徽州文化开始昌盛,研究医学的人才也逐渐出现。到明清时代,名医辈出,出现了百家争鸣的大好形势。根据不完全统计,自宋代至清末,共有名医466人,其中197人撰写了355部医学著作,为发展祖国医学事业做出了巨大贡献。明嘉靖至清末,新安医学进入了全面发展的时期。这时候医学名家大量涌现,纷纷著书立说。从明嘉靖至清末,即有名医137人,有45人撰写了96部医学著作。从清代来看,新安医家进一步发扬了学术争鸣,撰写了许多在全国都有一定影响的医学著作,其内容有医学经典的注释,理论的发挥,诊断、方药、运气等方面的学说,而且内、外、妇、儿、伤、喉、眼、针灸、推拿等各科,无不具备,在新安医学史上出现了一个光辉灿烂的时期。

由于李东垣、朱丹溪对新安医家的影响,新安医学大家汪机提出"调补气血,固本培元"的医学思想,重视对脾胃旳调理,开创了新安医学的"培元派"先河。汪机虽然重视脾胃,却不单单采用李东垣升阳辛散的治则,而是糅合了李东垣的脾胃学说和朱震亨的养阴学说。正所谓升阳随东垣,滋阴崇丹溪,反对滥用寒凉攻下,强调滋补元气,形成培护元气的学术特点。

(二)学习新安医学有所悟

中医认为,脾为后天之本,气血生化之源。人出生后,所有的生命活动都有赖于后天脾胃摄入的营养物质。如果先天不足,可以通过后天调养补足,同样可以延年益寿。同样的,如果先天非常好,若不重视后天脾胃的调养,久之就会多病减寿。

脾主运化,脾运化水谷精微(包括我们消化吸收各种营养物质,其中糖分就是非常重要的一种营养物质)的功能旺盛,机体的消化吸收功能才能健全,才能为化生精、气、血、津液以提供足够原料，使脏腑、经络、四肢百骸，以及筋肉、皮、毛等组织得到充分的营养。反之，若脾运化水谷精微的功能减退，则机体的消化吸收功能亦因此而减退。现今危害人们健康的糖尿病和脾胃功能的失调有很大关系，结合现代医学的相关理论，糖尿病患者随着尿液所丢失的糖分，也是水谷精微非常重要的部分，相关研究也发现当糖尿病患者的血糖超过 10 mmol/L，人体的糖分就会跟着尿液流失。所以发扬新安医学的优势，调理好人体的脾胃功能，在控制好血糖、治疗糖尿病方面发挥着极为重要的作用。

（三）经典案例一则

李某，男，64 岁，2015 年 6 月 24 日初诊。

病史：发现血糖升高 2 年，2 年前体检查空腹血糖：8.7 mmol/L，餐后 2 小时血糖：12.8 mmol/L，尿糖（++），糖化血红蛋白：9.8%，诊断为糖尿病，予二甲双胍、阿卡波糖、格列齐特治疗。每周检测血糖，空腹血糖控制在 7.0 mmol/L 左右，餐后 2 小时血糖控制在 10.0 mmol/L 以下。近日来发现血糖控制不理想，视其身体肥胖，纳呆乏力，食欲可，神疲头晕，便溏，舌体淡胖，有齿痕，脉濡。

辨证：脾虚湿盛。

治疗：健脾益气，利水渗湿。

处方：六君子汤加减。茯神 20 克，茯苓 20 克，黄芪 30 克，陈皮 15 克，半夏 10 克，鸡内金 10 克，白术 10 克，苍术 10 克，丹参 20 克，山楂 10 克。7 剂。

复诊：神疲乏力、便溏缓解。原方去白术，黄芪量减半，加枸杞子 15 克，服药 1 个月症状皆有好转，血糖可以通过降糖药物控制住。李用粹在《证治汇补·消渴》指出"五脏之精华，悉运乎脾，脾旺则心肾相交，脾健而津液自化"。

按语：脾主升清，此功能失调则不能散精于肺，肺津无以输布，则口渴多饮；脾虚不能为胃行其津液，燥热内盛，则消谷善饥；脾虚不能运化水液，不能传输水谷精微，则小便频多而味甘；水谷精微流失则不能濡养肌肉，故形体日渐消瘦，这符合糖尿病典型的"三多一少"症状。

三、从医经验浅谈

(一) 学习与传承

方教授自幼学习中医,这非常得益于他的家庭。方教授的外公,在当地是一名颇有名气的中医医生。还记得方教授年幼之时,就经常看到外公收的学生们跟着外公抄方、记病案,现在这些学生也是各地有名的医生。方教授的父母也是当地颇有名气的医生,正是在这样的医学世家,从小耳濡目染之下,方教授对于医学才会有莫名的喜爱。方教授五六岁时,其外公就要求他背诵汤头歌。他没有一丝反感,甚是喜欢这些歌诀,将其牢记心中,熟背才能得心应手,口到笔到,慢慢领悟到中医的真谛。正是其外公从小的教育,给方教授的中医之路打下了牢固的基础。

方教授对于医学的热爱,随着年龄的增加,越发浓烈,接触越多越是想多学习、多钻研。高二的时候,那天正是方教授父亲值班,他放了学就去医院找父亲。父亲非常忙,好不容易有时间休息一会儿,又听说来了一个急性阑尾炎患者需要抢救,当时办公室里只有方教授和父亲,在他的强烈要求之下,其父亲带他去手术室看看。那是方教授第一次进入手术室,第一次见到手术过程,那个时候他就坚定了从医的决心。

(二) 重视脾胃的调理

中医学认为,脾胃为后天之本,气血生化之源。脾胃位居中焦,谓中州之地,可灌溉四旁,是中医脏象学说中的一个主要内容。为什么要注重脾胃,古书中早有记载。《灵枢·营卫生会》篇曰:"中焦亦并胃口,此所受气者,泌糟粕,蒸津液,化为精微,上注于肺脉,乃化而为血,以奉生身,莫贵于此。"脾为气血生化之源,脾气健旺则水谷精微运化正常,气血津液充沛,奉养全身。脾与其他脏腑器官有着密切的联系,脾的运化,有赖于肝脏的疏泄功能,肝脏的疏泄功能正常则脾的运化功能正常,肝失疏泄,则引起"肝脾不和"的症状。脾与肾也是相辅相成,肾主先天之精,脾为后天之本,相互影响,互为因果。中医学与现代医学紧密相关,如临床上常见的疲劳、衰弱、咽痛、全身肌肉酸痛、失眠、记忆力减退等,多为脾气不足,脾气不升所导致的脾气、脾阳、脾阴不足等脾虚的症候。缘由是脾虚气结,肝失疏泄,气血阻滞,气机不畅,形气精血消耗,致使多脏受累发病,出现精神不安、困顿、抑郁和疲劳等不适症状。

新安医学注重脾胃调理,与中医整体观念,辨证论治正好相对应。临床上应该注重以脾胃学说为主导,《素问·举痛论》云:"思则心有所存,神有所归,正气留而不行,故气结矣。"《素问·痿论》云:"脾主身之肌肉。"李东垣《脾胃论·脾胃盛衰论》云:"百病皆由脾胃衰而生也。"

方教授从医这些年来,一直注重脾胃的调理。调理脾胃不仅仅是单纯的针对脾胃失衡所引起的各种疾患,而是一个整体的思想。调理脾胃需要根据脾胃升降、纳化、燥湿等多个方面入手,调理的重点是改善脾胃升降功能,恢复脾胃的纳和化的功能,"脾统四脏,以滋化源",达到"和调五脏",恢复人体脏腑功能的目的。古书中记载《素问·奇病论》曰:"帝曰:有病口甘者,病名为何?何以得之?岐伯曰:此五气之溢也,名曰脾瘅。夫五味入口,藏于胃,脾为之行其精气,津液在脾,故令人口甘也;此肥美之所发也,此人必数食甘美而多肥也,肥者令人内热,甘者令人中满,故其气上溢,转为消渴。"说明消渴的形成原因为"数食甘美而多肥",病机是"内热",关键在于津液在脾,而不能为胃行其津液,从而导致中医所说的"阴虚燥热"。古文中所描述的消渴与现在医学中2型糖尿病病史非常相似的,在治疗上要注重"清热散满",以行脾之津液。重视治未病,调理脾胃,脾胃乃是元气之本,元气则是健康之本,脾胃伤则元气衰,元气衰则疾病生,不可大意。

（三）正确认识糖尿病

方教授诊疗内分泌疾病多年,对于糖尿病的诊治有着自己的一些心得体会,也是想与大家来分享。随着经济水平的发展,人们生活水平的提升,糖尿病目前在人群中所占比例越来越大。方教授比较擅长运用中西医结合的方法来诊治糖尿病。从中医的角度出发,糖尿病是内外因素共同作用于人体,导致脏腑气化功能失调而出现的一类综合性的内伤杂病。中医称糖尿病为"消渴",其基本病机是阴虚燥热,气机郁滞。在自身情况与环境因素的作用下,可以出现临床上常见的"三多一少"症状。由于先天禀赋不足,在饮食不节、过食肥甘、情志失调、劳欲过度等因素作用下而致肺、脾、肝、肾等脏器气机不畅,后有热化燥而伤阴。故古人总结:气机失调为本,燥热为标。

许多人在早期不加以控制预防，临床上许多前来就诊的患者在患有糖尿病的基础上伴有相关并发症。如果不尽早进行干预，长期血糖控制不达标，将会致阴阳失调，气血逆乱。古文中所说：气为血帅，气滞则血瘀；阴虚燥热内炽，炼液成痰，痰瘀内阻，从而引起一系列的并发症，严重影响我们的生活。方教授经常教导其学生，要关注患者的临床表现，并随时记录下相关信息，以便后期随访联系，询问病情的进展。临床的表现如肝肾阴亏，耳目失养，则可并发白内障、雀盲、耳聋；燥热内结，络脉瘀阻，可并发痈疽、疮疖等，实在不可掉以轻心。

对于消渴之"三多"的症状，是虚证所引起，为肺气虚不能输布津液。虽饮水尚多，却直趋膀胱而利小便；脾气虚弱，虽胃强能食，然水谷精微不能濡养四肢百骸；肾气虚弱，溲便不固而多尿。全身得不到滋养，表现为乏力症状。故临床上方教授很注重益气养阴，常采用黄精、麦冬、生地黄、黄芪、五味子、天花粉、白术等药相互加减，临床上有不错的疗效，可以改善气虚问题。

其次，糖尿病的日常预防是不可缺少的，要推崇健康生活，适当地运动。现在人们的生活压力很大，节奏很快，没有多余的时间来调理自己的身体，很容易出现亚健康的状态，糖尿病前期或者患有糖尿病的患者大多数伴有三酰甘油增多等代谢性疾病，更需要运动的辅助治疗。八段锦是几千年来广为流传的一项运动。相对于大家熟知的太极，八段锦更适合糖尿病患者练习，它没有那么复杂与高难度，是一项很好的抗阻运动，可以调理身心、疏通经络，起到很好的健身效果。

（四）读中医经典

中医是一门博大精深的学科。方教授认为，任何一门学科的发展，不仅仅需要创新，更为关键的一点是继承。我们只有扎实的继承了原有学科的精髓与内涵，才能更好地创新，才能立足于当下，发扬光大。对于我们的中医学，也是需要在传承的基础上继续发展、进步。

中医学有许多基础理论，是我们中华民族几千年来沉淀积累下来的宝物。方教授一直认为我们必须要熟读中医经典，扎实地掌握理论的精髓，学习需要刻苦与勤奋，容不得半点懒惰与懈怠。在掌握了中医的基本理论的精髓与要点之后，应该集众家所长，多读各家学说，体会各家名医的心得体会，诊疗经验，

诊余心悟

古往今来融会贯通。如《黄帝内经》《伤寒论》等是方教授学习中医经典古籍的开端,也为他打下了深厚的基本功。历代医家都是在研读经典的基础上,根据自己临床的诊疗经验,不断地在继承的基础上创新,从而取得更高的成就。

正是因为熟读中医经典,掌握了最基本的中医辨证论治的核心要点。在临床治疗上,才能有自己独到的见解。如众所周知的金元四大家,刘完素倡导火热而主寒热;张从正主攻邪,擅长使用汗、吐、下三法;李东垣注重脾胃学说,强调脾胃的重要性;朱丹溪主养阴,"阳常有余,阴常不足"正是他所提出来的。他们主张的观点各有不同,都有自己独到的看法。他们的观点不是空穴来风,他们都是在熟读中医经典之后,联系自己的临床经验,在继承精髓的前提下,创新了中医学科。让中医学愈发全面,愈发严谨。书中的理论,看似非常枯燥,但是与临床相互联系,自然发现其实是相互关联的,这对于知识点的掌握也是不可或缺的。当今能够沉下心来认真熟读背诵经典的人们越来越少了,我们应该引导中医学子去朗读中医经典,掌握中医基础理论的精髓,发扬中医文化。

(五)关于中医舌脉诊

早在《黄帝内经》中就有望舌诊的记载,如《素问》曰:"肺热病者,先淅然厥起毫毛,恶风寒,舌上黄。"指出表邪传里,肺胃热盛,舌苔变黄的转化规律。明清时期,温病学派的兴起,对舌诊的辨治尤为重视。方教授在看病的过程中发现,在疾病的发展过程中,舌的变化迅速又鲜明。这是因为,凡脏腑的虚实、气血的盛衰、津液的盈亏、病位的深浅、预后的好坏,都可以较为客观的从舌象上反映出来。

脏腑的病变反映于舌面,这也是许多中医学家所注重的地方。早在《灵枢·脉度》曰:"心气通于舌,心和则舌能知五味矣。"中医注重神气,手少阴心经之别系舌本。心主血脉,舌的脉络丰富,心血上荣于舌,故人体气血运行情况,可反映在舌质的颜色上;其次心主神明,舌体运动受心神的支配,因而舌体运动是否灵活自如,语言是否清晰,与神志密切相关。

方教授一直强调培本固元,调理脾胃,所以对于舌象更为关注。舌为脾之外候。中医学认为,舌苔是由胃气蒸发谷气上承于舌而成,它与脾胃的运化功能相互作用,如章虚谷说:"脾胃为中土,邪入胃则生苔,如地上生草也。"舌体赖气血充养,所以舌象可以反映气血的盛衰,与脾主运化、化气生血的功能相关。观察就诊患者舌质颜色、形态,判断脏腑气血津液的情况;再根据舌苔的变化,感受病邪和病证的性质,后对症处理,方有一定疗效。

谈到了舌诊,大家自然容易想到脉诊。的确,脉诊在临床上也是相当重要的一部分,这是因为脉象可以反映全身脏腑功能、气血、阴阳的综合信息。人体的脉道必须赖血液以充盈,所以血液的盈亏直接关系到脉象的大小。气属阳主动,脉的壅遏营气有赖于气的固摄作用。所以,如果我们气血不足,脉象将会是细弱或者虚软无力;临床上有些患者诊断为气滞血瘀证,他们的脉象通常是细涩而不利。进一步来说,脉象不仅仅与我们的心、脉、气、血有关,同时与脏腑的整体功能活动有密切关系。如肺有"肺朝百脉"之谓,一般情况呼吸平缓则脉象徐和;呼吸均匀深长,脉象流利盈实。脾胃能运化水谷精微,气血的盛衰与水谷精微的多寡,表现为脉气之"胃气"的多少,脉有胃气为平脉(健康人的脉象),少则为病脉,根据胃气的盛衰,可以判断疾病预后的善恶。

舌脉诊在临床上具有重要的意义。中医讲究见微知著,像微小、局部的变化,通常包含着整体的生理、病理信息,这是古代医家就所重视的。《难经·一难》强调"独取寸口,以决五脏六腑死生吉凶之法",详细审察寸口脉的三部九候,以推断全身疾病的方法,一直沿用至今。方教授认为,作为一名中医医家,舌脉诊是必须要掌握的,对于疾病的认识、诊断、处理、预后都有着影响。

(六) 关于临床与科研的关系

方教授在 2001~2002 年很荣幸能有机会在国家中医药管理局学习,他静下心来进行临床科研、新药研发等医学科研研究。说到临床科研,许多人都会质疑医生是否需要进行临床的科学研究,医生只要能治好病就可以了,不需要把时间浪费在科研上。关于这一点,方教授是反对的。医学想要有更好的发展,就必须要进行临床的试验研究。

医学是不断发展的一门学科,它不会停滞不前。随着社会的发展,疾病的种类、进展都与以往大大不同,我们不能只了解书本上的死知识,只认识临床上常见的几种药,没有新的突破和发展,医学是不会有进步的。临床的科学研究归根结底来说是基于临床的。这不是脱离临床,而是在临床试验研究中大量的积累所阐发的新的治疗思维、治疗方案,对于科研方案需要不断地去研究、探索其真实可行性,从而推动医疗事业的发展。

临床试验研究并不是那么容易的事情，需要耐心与恒心。方教授在进行新药研发的过程中也遇到了不少的困难和挫折，也是从一次次试验的失败中吸取教训，才研发出丹蛭降糖胶囊、芪贞降糖胶囊、黄地安消胶囊、苁归益肾胶囊等。新药不是一朝一夕就可以研发出来，需要大量的实验，反复的研究才能在临床上使用。临床与科研是密不可分的，如果只注重临床，那么医学将不会有新的发展；如果科学研究脱离了临床，没有了大量的事实基础，研究出来的东西将没有价值。所以临床与科研要两把抓，才能更好地发展中医医疗事业。

四、常修从医之德，常怀律己之心

（一）大医精诚之心

唐代医学家孙思邈著有《大医精诚》："凡大医治病，必当安神定志，无欲无求，先发大慈恻隐之心，誓愿普救含灵之苦……勿避险巇、昼夜寒暑、饥渴疲劳，一心赴救，无作功夫形迹之心。如此可为苍生大医。"被誉为是"东方的希波克拉底誓言"。明确地说明了作为一名优秀的医生，不光要有精湛的医疗技术，还要拥有良好的医德。医学之路漫漫，方教授也常用这样的名言来勉励自己，只有守得住本心才能拥有世界。

美国纽约东北部的撒拉纳克湖畔，镌刻着西方一位医生特鲁多的名言："有时，去治愈；常常，去帮助；总是，去安慰。"这段名言越过时空，久久地流传在人间，至今仍熠熠闪光。对于这句名言，有人说它总括了医学之功，说明了医学做过什么、能做什么和该做什么；也有人说，它告诉人们，医生的职责不仅仅是治疗、治愈，更多的是帮助、安慰；还有人说，它向医生昭示了未来医学的社会作用。其实我们每位医生都秉承"大医精诚之心"。

（二）无私奉献修医德

方教授一直都非常注重医德的修养，虽然有时患者在接受诊疗期间会因为种种原因而不和医生配合，但是明代名医喻昌认为："然敬设诚致问，明告以如此则善，如彼则败，谁甘死亡，而不降心以从耶？""此宜委屈开导，如对君父，未可飘然自外也。"从喻昌所言中我们不难看出，对患者如果诚心，尽责任，动之以情，晓之以理，耐心地为患者服务，患者怎么可能不与你交心，不配合你工作呢？所以在自身修养方面，行医之人应该好好领会喻昌之言的深意。

医生之所以被称为是个伟大而且受人尊敬的职业，并不只是因为掌握了高明的医疗技术，更多的是对别人如父如母、如兄如父的关怀。这样在治病的过程中，患者也会更加信任，对医嘱的执行也更彻底。

（三）医患真情动人心

分享一位患者的感谢信：

"致安徽省中医院方朝晖主任及其团队的感谢信：

今天，我们全家怀着感激的心情，来感谢医德高尚、医术精湛的好教授好医生——方教授及全体医护们，对你们救命之恩发自内心的真诚说声："谢谢你们，你们是我母亲的救命恩人，没有你们就没有我母亲，你们的恩情我们一定会永记于心，十分感谢！"明天我母亲就要出院了，此时此刻，作为一个患者的家属，我们怀着激动的心情表达对贵院内分泌科的无限感激，尤其是对方教授再次表示衷心感谢。在我母亲住院的这一段时间里，你们用无私的爱心和高尚的医德救了我母亲的命，为我母亲解除了痛苦，你们的一言一行、一举一动诠释着当代医生的职责操守、医道本色、再世华佗。

我母亲是糖尿病患者，发病已经超过 10 年。2004 年开始咳嗽发病，检查出是糖尿病，且因为肺炎做了切割三分之一肺的手术，手术后一直到 2014 年初，十年间，病情都是反反复复的，一直在医院断断续续治疗。今年年初病情开始变化，全身慢慢的开始水肿，经过治疗，慢慢又好转了。到了 7 月份病情突然间严重，全身肿涨，眼都没睁不开，不停的呕吐，命在旦夕。辗转到了县级人民医院医院，历时半个月的治疗，病情没有明显好转，连呕吐都没有控制住，具体病情更是众说纷纭，最后只能下了病情严重、做好心理准备的结论。

好在上天的眷顾，绝望之中找到了方朝晖医生，后来我母亲转到了安徽省中医院内分泌科，方朝晖医生亲自接诊，对我母亲的病情做了深入诊断，当时血压竟然达到了 200/110 mmHg，在这生命危机之际，医生们做到抢救患者第一。幸好医生第一时间加班会诊研究，查找主要病因，终于抢救成功，暂时稳定下来，脱离生命危险。当时医生说，我母亲病情非常严重，甚至有生命危险。听后，如晴天霹雳，我整个脑子一片空白，眼眶被泪水吞没，方医生不断地安慰，我的心如撕裂般的疼痛。方医生耐心、热情地为我们介绍了我母亲面临的危急情况,并对我们家属进行了心理疏导。听了方医生耐心、认真负责的讲解,我们悬着的心落下了一大半。对患者家属来讲,医生就是最后的心理支柱,他的言行举止影响着患者全家,正是方医生热情的服务,为我们解除了心里顾虑,决定积极配合医生进行治疗。在母亲住院期间,方医生每次查房都关切的询问病情的变化。

作为一名普通老百姓,由于我们对医学的一知半解,没少给医护人员出难题、添麻烦,可是方医生和全体医护人员从来不愠不恼,总是耐心讲解,尽力满足我们的要求。看着我母亲病情一天天的好转,我们心里真是说不出的感激。我感谢在我母亲治疗过程中所接触的每一位医护人员。正是有了他们默默无闻的奉献,才使得一个健康得到保障!"

(四) 仁爱之心需常怀

方教授从医几十年来,深知作为一名医者,拥有一颗仁爱之心的重要性。年轻之时,还在学习期间,在各地医院都有过学习跟师。接触过许多老师,还记得有一年在上海,跟着一位老专家坐诊,老专家的患者很多,总有很多人慕名而来。有一位患者给方教授的感触极其深刻,直到今日都影响着方教授。这位患者是一位肝病老患者,疾病缠绕着他有些年头了。有一次老专家有点事情,要方教授替他上一会儿门诊,这时候这个老患者进来找到了方教授,向方教授说了一下最近肝脏不适的症状。作为一名临床医生,方教授立马给他做了体格检查,进行肝脏触诊和询问近况。抬头间,发现这位老患者朝方教授笑的很是开心,他不禁疑惑了起来是否发生了什么。只听老患者说,在这里看病好几年了,方教授是第一个给他做全面体格检查的人,他感觉到方教授对他的关怀与照顾,很是感动。那一瞬间,方教授真的是百感交集。作为一名医生,与患者的沟通、对患者的关怀哪怕是一点点,对于患者来说都是极好的。

作为医者,本能的需要一颗仁爱之心。对待患者需要耐心,对待疾病要又谦虚的态度,每一位个体的病情都有差异,秉承着对于患者的尊重,对待疾病严谨的态度,医生要做到亲力亲为。患者相信医生,医生就要对患者负责,完全弄清楚患者的病情。善待患者,主动亲近患者,有仁爱之心的医生才会是一名好医生。

五、医学世家

（一）矢志不渝成大道——记名老中医王英培

王英培（1898～1977 年），安徽省怀宁县王家墩人，他从医五十余年，救死扶伤卓有成就；他思想进步、心地善良，为黎民百姓做了不少善事好事。他是宁国德高望重的名老中医。王英培是方教授的外公，对方教授的从医成名之路产生了深远的影响。

1. 苦难童年　王英培的父亲王绍鲁有兄弟五人，只有王英培一个子嗣。王英培出生后，全家人十分高兴，取名小荣，后来读书时才改名为英培。王英培八岁时，怀宁县洪水成灾，堤倒圩陷，不少人家毁人亡，生活十分困苦。无奈之下，父母亲带着王英培沿途乞讨，来到宁国狮桥阴山下居住，全家人依靠父亲的砖匠手艺糊口。阴山祠堂蒙馆先生王子红见王英培家庭生活困难，无力求学，便主动免费让他进私塾学堂读书。他的母亲便帮王子红先生洗衣服，以表酬谢。王英培生性聪颖，在私塾学堂里刻苦读书，并努力学习武术、绘画、演唱等知识技能。王英培十五岁时，因家庭贫穷难以糊口，不得不辍学，跟随父亲学砖匠手艺。

2. 从医之路　王英培跟随父亲在宁国、广德一带做砖工十余年。他的父亲王绍鲁虽然是个砖工，却懂得一些中草药知识和外科接骨技术。受父亲的启迪，王英培在业余时间学习中草药知识和外科接骨技术，并先后拜狮桥王子清先生和广德陈玉堂先生为师，经常随师父们上山挖草药，为人免费治病。效果显著的八棱麻、飞天蜈蚣等中草药，便是陈玉堂先生传授的。在两位师父的传授和父亲的熏陶下，王英培一边做砖工，一边刻苦钻研，自学中医。功夫不负有心人，经过十余年的不懈努力，王英培不仅砖工手艺精湛，而且掌握了中医尤其是外科跌打损伤治疗技术，成为远近闻名的"草药师"。大约在 1927 年前，王英培来到宁墩英川坞定居。此时，他仍然是边做砖工边学医行医。在1932 年前后，王英培觉得自己的中医技术已经达到了一定的水平，便放弃了砖工手艺，正式走上了从医之路。

从医之后，王英培刻苦钻研中医内科、外科、儿科、妇科和骨科理论，结合自己的医疗实践，用中草药反复试验研制，终于在 1941 年成功研制了万应丸、

诊余心悟

接骨丸、八宝散、止血散、跌打膏、金蟾膏、紫金丹、损伤第一丹、伤科百宝丹、王氏疟疾丸等中成药。这些中成药均系独创,疗效甚好,其中王氏疟疾丸在皖南和浙西一带声誉很大。因此,王英培名声大振,慕名求医者络绎不绝,左右邻居家中常有从远道而来的患者寄宿。

1942年上半年的一天,宁墩胡东山、胡小山兄弟俩上山打猎,射伤一只老虎,伤虎疯狂反扑,兄弟俩被咬得头破血流,神志昏迷,生命垂危,抬到王英培家中救治。王英培为他们消毒止血,撒药灌丹,半日后兄弟俩苏醒,一个月后痊愈。兄弟俩回家后,将虎骨虎皮披红挂彩,放着炮仗,送到王英培家,作为救命之恩的酬谢,但王英培还是坚持付了价款。

1943年,浙江昌化郑有才,打猎时土枪爆炸,左手拇指、食指、无名指均被炸掉,经王英培精心治疗,四十余天后治愈回家。回家两周后,昌化县政府送来"妙手回春"匾额,以表谢意。

治疗骨髓炎是王英培的又一专长,经他治愈的骨髓炎病例有几十例,其中长达十余年的患者多人。1945年下半年,上海钢笔厂广告员钟子志,右臂患严重的关节骨髓炎,到过内蒙古等地的六家大医院求医,均无效果,这次打算到浙江某医院治疗。闻王英培医术后,抱着试试看的想法前来求医。经过王英培四十余天的治疗,痊愈回厂。二十多天后,钟子志专程从上海送来锦旗,深表感谢。1954年,徽州行署专员杜维佑之子患骨髓炎,经王英培治疗后,两个月痊愈。

桥头女青年陈某,18岁,外出游玩时得病,请王英培诊治。王英培为其诊断配药后说:"一定要见到大便中下来东西才算有效。"果然,陈某服药后第二天,大便中下来两枚如剥壳鸡蛋一样的东西。王英培得知后说:"病去矣!"经过王英培的调治,陈某痊愈。

对贫困患者,王英培不仅免费治疗,还供应伙食。1948年的一天,一副担架抬来一位姓薛的患者,因患者无钱,带来两只鸡,准备以鸡交药费。王英培为其诊治开药后,不收药钱,将鸡退回,并留他们几人吃饭。抬担架的徐松林说:"王先生这么有本事挣钱,可不能发财呀!"王英培体会徐松林的话意味深长,话中有话,他是在警示自己,虽然有治病救人的本领,但要多做善事,不要发洋财,不要成为地主老财。王英培觉得徐松林的话很有道理,便于次日去找徐松林,见面后谈心,才知道徐松林是中国共产党员。

土地改革时,地主朱某将其媳妇的陪嫁丫环来枝赶出来讨饭。来枝患有严重的臁疮腿和蛔虫病,沿途乞讨来到宁墩英川坞王英培家,请求王英培为她治病,经过王英培的精心治疗,臁疮腿和蛔虫病均被治愈,来枝恢复了健壮的身体。

王英培虽然中医临床经验十分丰富,但他仍然坚持不懈的学习中医理论知识,1948年考入天津国医函授学院,一年后经考试合格获得毕业证书。

中华人民共和国成立前,宁墩一位有名望的教书先生程石民曾撰文称颂王英培:"先生墩壤间之异人也,性豪爽,眉宇之间有侠气,精医道,救人济世,浙西皖南求医纷纷,登报送匾颂德铭谢,诚难能可贵之事也。"由此可见他当时远扬的声誉。

1953年,在政府的号召下,王英培组建了联合诊所,并成立医联会。为了推广中草药和中医技术,王英培采集了百余种中草药标本,用数丈白布将标本贴在上面展览,并献给当时的县卫生科,作为教学之用。王英培对血吸虫病的治疗也颇有研究,1955年,他与草药医叶成宏共同研制了治疗血吸虫病的中药,经血防站临床试验,对治疗晚期血吸虫患者很有成效,引起卫生部的重视。卫生部副部长徐运北、记者鲍凌云曾接见和采访了王英培与叶成宏。

1956年10月,王英培调任宁国县医院副院长。到任后,他兢兢业业的工作,除了领导工作之外,坚持不脱离临床治疗工作,每天早晨上班巡查病房,门诊有时一天多达九十余人次,并经常为患者接骨。1957年,他治好癞痢(头癣)患者孔小喜,使孔小喜长了一头黑发。1958年,他治愈了砍伐工人薛某的小腿粉碎性骨折。1959年,他撰写了伤科总结(未发表),被聘为徽州地区医院名誉中医和安徽省中医进修学校函授班辅导组长。1961年,流行性乙型脑炎患者刘某昏迷不醒二十余日,许多医生认为无法挽救,经王英培精心治疗后痊愈,而且没有留下后遗症。

王英培救死扶伤的成就,得到了党和政府的充分肯定。自1954年至"文革"前,他连续当选宁国县第一至六届各界人民代表会议代表,并当选为安徽省第二届人民代表大会代表和省政协候补委员。

3. 革命贡献 王英培目睹了国民党统治的腐朽社会,思想倾向于共产党的领导,在中华人民共和国成立前为共产党做了不少有益的工作。

早在大革命时期,有一位共产党员朱某,宁国人,在浙江昌化县任国民党县大队长,国民党昌化县当局发现他是共产党,要逮捕他,他外逃至宁墩英川坞，被王英培收留住了两个月。后来，朱某要到解放区去，拜托王英培帮助照顾他的老母和妻儿。临走时，王英培送朱某到石口，俩人抱头痛哭。朱某走后，王英培将他的老母妻儿接到家中住了数月，然后安置送归。

1939年的一天傍晚，王英培背着药箱出诊，走到万家老岭，突然听见吆喝声，只见气势汹汹的八个国民党士兵，举枪围着两个穿便衣的人喝道："你们是共产党、新四军，不讲就打死你们！"王英培知道这一带是新四军的经常出没之地，这两个人可能就是新四军，于是暗自决定救他们。他含笑说："老总，这两人是当地老百姓，不是新四军，你们放了他们吧。"国民党士兵朝王英培看了看，见他身背药箱，是个医生，又十分面善，便相信了他的话，把两人放走了。后来得知，这俩人果然是新四军战士，其中一位是广德县碧波乡的王玉琴，他的表弟是共产党工作者严彪。

1940年的一天夜里，突然有人叫门，王英培以为是国民党抓壮丁的来了，便从楼上开门往山上跑，被人拦住，那人低声说："王先生，别怕，我们是新四军，因为我们连长的脚被树桩戳穿了，特来请你为连长治伤。"于是王英培二话没说，便随来人为新四军连长治伤去了。从此以后，王英培经常秘密的为活跃在天目山一带的新四军、游击队伤病员治疗，有时还请西医叶乃辉先生同去。有一次，王英培到梅树村为新四军伤病员治病，一去七天没有回来，抬着伤病员的担架到处转移隐蔽，妻子在家为他担忧，直到第八天回来，虽然十分劳累辛苦，但却高兴的把怎样为新四军伤病员治病，转移到哪些地方，大地主董某如何奉新四军命令为他们送饭等经过情况告诉妻子。还有一次，王英培为新四军伤病员治病回来后，精神焕发，高兴异常的说："今天上山，新四军首长李建军（又名李志民）亲自迎接我，还和我握手呢。"他为自己能够为新四军队伍中伤员治病而感到自豪。

1945年上半年，国民党忠义救国军的两位军官来到王英培家，年龄稍大的是邹团长，年轻的是姚健营长。他们是为邹团长治疗关节炎而来，王英培为其诊断配药后，送他们走了。此后的一段时间里，姚健经常来王英培家为邹团长取药，交往中，俩人交谈十分投机。不久，姚健又把他的妻子送到宁墩徽光中学读书。此后，王英培与姚健的来往更为密切。姚健是湖南郴州人，曾经阅读过毛泽东抗日救国论著和鲁迅的文学作品，其父是农协委员，其兄是学生运动积极分子，深受爱国主义思想熏陶，有着抗日救国的满腔热情。1945年7月

13 日,他弃暗投明,带领下属一百七十余人起义投奔了新四军。姚健投奔新四军后的某一天,国民党忠义救国军的一个排长带领荷枪实弹的士兵闯进王英培家,搜查姚健妻子的下落,把王英培家的贵重物品抢劫一空,并搜出了姚健存放在此处的一只皮箱,在皮箱内发现了毛泽东像。因没有找到姚健的妻子,这帮士兵便以"通共匪"的名义带走了王英培,将其关押在于潜国民党大队部。于潜县城许多人知道王英培是草药师,纷纷出面保释。这样,王英培被关押三天后放出。此时,王英培已知道了事情的真相,回到宁墩后,即找到姚健的妻子,告之所有情况,并安排儿子护送姚健妻子到浙江孝丰天井堂,找到了新四军,姚健夫妇得以会面。姚健妻子也不愧女中豪杰,在赴孝丰的途中,她身捆数枚手榴弹,作好了如果遇到国民党军队就同归于尽的最坏打算。姚健夫妇会面后,新四军为他们召开了欢迎大会。对王英培的帮助,姚健夫妇十分感激,1949 年春,姚健还来信表示感谢,并请王英培速去见面,此时国民党军队正在溃败中,旅途困难,因此失约。

1946 年下半年,王英培被推选为积谷仓委员和保代表,他与同样思想进步的代理保长胡世雄商议后,决定借此机会为新四军收钱收粮。新四军的同志劝他加入共产党,他说:"以一个无党派人士出面办事更为稳妥。"不久,宁墩乡公所发现了胡世雄的行为,将胡世雄绑在宁墩大吉坞的一棵大树上,十八条扁担扔在地上,逼他交待和谁同谋,胡世雄守口如瓶,并在紧急中将收钱收粮的条据咬碎吞下,王英培幸免一场灾祸。

1949 年 3 月,游击队解放宁墩时,国民党宁墩联防队和乡公所挣扎抵抗,于是发生了战斗。在枪林弹雨中,王英培和乡亲们一道抬着担架,将游击队伤员抬到黄岗黄四坑杉树林中包扎抢救。中华人民共和国成立后,王英培担任农会主任。他积极宣传共产党的政策,带领贫苦农民开展了轰轰烈烈的土地改革运动。

4. 善良人生 王英培秉性善良,苦难童年的经历更加磨炼了他积善的心。在他的从医生涯中,善举不胜枚举。

1933 年有一天,一位老者身背行囊踉跄地来到王英培家,当王英培认出老者就是当年在狮桥学医时的老师王子清时,悲喜交集。因王子清年事已高,家中又无人照料,王英培便坚决挽留王子清在自己家颐养天年。王子清去世时,王英培将其送回老家狮桥安葬。王子清临终前,送给王英培一卷医书,一个药笼。同年,有位姓叶的江北人,流落到宁墩,身体瘫痪,王英培将他背回家中,精心治疗,使其痊愈,并留在家中奉养,直到姓叶的娶妻生子后才分开生活。

1934年,旱灾严重,粮食无收,百姓生活十分困难,许多人逃荒外地。见此惨状,王英培想方设法向富豪人家求助,均遭拒绝。为了拯救乡亲们的生命,他将自己家的猪和能够变钱的东西全部卖掉,然后买来粮食,救济乡邻。正在此时,富豪人家朱某家的放牛娃摔断了腿,请王英培接骨。王英培在为放牛娃接骨的同时,要求朱某提供一批粮食救灾,王英培为放牛娃接骨成功,朱某也派人送来了十几担大米,拯救了英川坞一百余人的生命。同年间,有位姓揭的在帮人推桐籽时不慎腿骨跌断,呻吟在地,而东家则不管不问。王英培见惨状于心不忍,便将揭某背回家中,精心治疗3个月,使其痊愈。揭某十分感激,流着泪对王英培说:"大哥,我家中有高龄老母和疯病哥哥靠我养活,你救了我的性命,等于救了我全家人的性命。我就住在你家不走了,我们大家挣,大家吃。"从此,揭某就住在王英培家,帮王英培干活,直到娶妻生子后才分开生活。

有一次,王英培请人到外地购进药品,途中药品被人抢劫。王英培以为药品已难以追回,可是没有几天,劫者将药品寄还,并附字条写道:"先生善人,闻名远近,劫来之药,如数奉还。"

"文革"期间,因有人陷害,王英培从1966年8月13日起被日夜揪斗多次,并被数次抄家,妻子受株连含恨死去。69岁的老人王英培忍受不了这样的折磨,含冤饮泣,十分孤独悲切,终于久卧病榻。虽然如此,但他为人民工作的事业心仍然坚定不移,在他一息尚存之际,仍然专心致志的向他的第八个徒弟,也是最后一个徒弟,传授中草药和针灸知识经验。1977年3月21日,王英培逝世,终年80岁。党的十一届三中全会以后,党和政府对他生前做出的贡献和成就给予了褒扬。遗憾的是,王英培没有等到这一天,若他地下有知,当含笑于九泉。

(二) 大医精诚——记名老中医王坤芳

王坤芳(1934~1991年),女,宁国市宁墩镇人。14岁在宁国初中读书,后因病辍学回家随父王英培临诊学习,尽得其传,成为家传中医外科传人,其后又拜名医为师学习中医内科。同时协助父亲抢救、医治、看护大批骨折及枪伤患者。其间细心研读《黄帝内经》《伤寒论》《金匮要略》《温病条辨》《医宗金鉴》等古代医学名著,报名参加天津国医学院函授学习。通读博览加上临床实践,使她中医功底日渐扎实。

1955年,王坤芳考入安徽中医进修学校,对中医理论进行系统学习,并且潜心攻读了内、外、妇、儿等科知识,后又跟随名师研习气功和养生之道,特别是喜得查少农老师的针灸真传。1956年毕业前夕,受中医进修学校派遣,携同学回宁国做血吸虫病防治工作,在老中医的指导下,取得了用乌柏树根皮治疗晚期血吸虫病的成功病例,受到国家卫生部的重视。毕业后分配县医院工作。1958年,赴南京中医学院针灸培训班进修,学习结束回到宁国后,就立即承担起培养新人的重任,先后共培训学生150多人。当时正逢困难时期,农村缺医少药,王坤芳就带领学生在全县巡回诊治,医治了不少患者。1962年,赴安徽中医学院随汪寄岩老中医进修内科,深得赞许。在老师的亲自带教和悉心指导下,熟练掌握汪氏治疗癌瘤疾病医治原理、心得和方法。1971～1973年,任宁国县五·七大学医卫班教师,在时间短、学生多、学生层次参差不齐的情况下,亲自编写教材,顺利完成教学任务,为本县培养出一批深受群众欢迎的乡村医生。1974年,王坤芳回到县医院,积极参与门诊、手术、病房会诊及下乡巡回医疗等项工作。期间曾在宁国县中医基础理论学习会上讲授经络学、参与安徽省选拔中医人员试卷评判、徽州地区名老中医评审和带教医学院校毕业生工作。1978年,王坤芳被宁国县卫生局任命为中医科主任,1979年,被徽州地区卫生局授予主治中医师职称,1980年任徽州地区中医学会理事,1983年,任宁国县中医学会副会长,1984年,任宣城地区中医学会理事,系中国科学技术协会会员。

王坤芳精于中医内科、针灸,且兼蓄中医药各家学说,其诊断严谨、临床细致,以整体和辨证论治为指导思想,在用药上常反复推敲、独具匠心,并灵活运用师承与自己的经验,每每有奇效。先后用纯中药医治直肠癌、子宫颈癌、口腔黏膜上皮癌各1例,延长患者寿命均达5年以上;成功治愈2例颈总动脉瘤,以及颈淋巴结核、重度骨髓炎、股骨头无菌性坏死、毛细胆管型肝炎等疑难杂症。其一生医治患者无以数计,得到上级卫生部门的肯定和群众尊敬,亦为同行好评,晚年医术更为精湛,声誉卓然。先后被选为安徽省第五届、第六届人大代表,宁国县第七届人大常委会常委,宁国县第八届、第九届人大常委会副主任。

诊余心悟

第二章　消　渴　总　论

第一节　肥　胖

《黄帝内经》认为肥胖与体质、饮食、劳逸失度、情志失调有关。《素问·通评虚实论》提道："肥贵人,则膏粱之疾也。"《素问·奇病论》也曾说过:"必数食甘美而多肥也。"元代朱丹溪在《丹溪治法心要》中提出"肥白人多痰湿",即中医体质学说的"肥人多湿"。中医对肥胖病因的认识主要是痰、湿、瘀、虚,肥胖的证型多是痰瘀、湿盛、气虚等,出现的症状也是气短、乏力、疲倦、胖大舌、腻苔、滑脉、弦脉等。

一、病因病机

中医学将肥胖责之于脾虚,属脂膏积于体内以致痰湿为患。其形成原因,主要是饮食不节、过食肥甘、酗酒厚味,损伤脾胃;或素体脾胃虚弱、嗜卧懒动,使过多的肥甘厚味得不到正常的运化转输而聚湿生痰,转为脂膏,从而阻碍气机运行,导致脾胃升降功能异常。传统上将阴虚燥热作为消渴的基本病机,但脾为后天之本,气血生化之源,脾虚致消渴的论点越来越受到重视。脾虚则运化失职,津液不能上承、下引水以自救,故出现口渴多饮。脾虚,其气不升反而下陷,使水谷精微随小便而排出体外,故糖尿病患者多出现尿多混浊而味甘。当脾脏功能失常,精微营养物质不能循常道充身泽养。

脾虚湿盛是胰岛素抵抗的病理基础,肥胖是 2 型糖尿病患者的普遍表现,也是胰岛素抵抗的临床特征之一。

二、肥胖与糖尿病的关系

肥胖 2 型糖尿病患者发病中,肥胖是发病的源头。其病理演变的规律大致为:始则脾胃虚弱,滋生痰湿邪热内阻,阴虚热盛,继则气阴两虚,终则阴阳两虚。气为血帅,血为气母,气虚推动无力,血液运行不畅,缓慢涩滞,而成瘀血。阴虚火旺,煎熬津液,津亏液少,加之痰湿内阻亦可成瘀。瘀血形成后又可阻滞气机,津液运行输布失常,无以发挥正常的濡养作用。瘀血既是消渴发病的病理产物,也是消渴的致病因素,瘀血阻络是加重消渴病情、引起多种晚期并发症的主要原因。故认为气虚、阴亏、血瘀为肥胖 2 型糖尿病的主要病机。

血脂状况的改善加速脂肪动员,促进能量代谢,降低体重。肥胖(尤其中心型肥胖)是产生胰岛素抵抗的重要因素,肥胖患者常合并有糖尿病。流行病学和实验研究已证明:约 3/4 的 2 型糖尿病患者在起病时存在肥胖现象,肥胖被认为是糖尿病发生的独立危险因素。研究表明,在肥胖发展为糖尿病的过程中,脂肪细胞的分化功能起着至关重要的作用。

中医对肥胖症的治疗方法很多,主要有内治法和外治法。内治法根据中医辨证论治来确定证型,或配合药膳、食疗等。外治法有针灸、耳贴、刮痧、熏蒸、气功、按摩等。

现将单纯性肥胖(无并发症)按辨证分为五种证型。

三、辨证论治

1. 胃热湿阻证

证候:多有肥胖家族史,或由脾虚湿阻、久郁化热所致。表现为形体肥胖,头胀眩晕,消谷善饥,肢重怠惰,口渴喜饮,口臭,便秘,舌质红,苔腻微黄,脉滑或数。

治则:清热利湿。

方药:防风通圣散合己椒苈黄丸加减。

组方:防风 10 克,黄芩 12 克,白术 12 克,炒栀子 10 克,防己 12 克,椒目 6 克,葶苈子 12 克,草决明 15 克,大枣 4 枚。水煎服,每日 1 剂。

大便干结者,加大黄 9 克(后下),芒硝 6 克(化服);口渴者,加葛根 20 克,荷叶 15 克;脘腹痞闷者,加枳实 15 克,半夏 12 克;热重于湿者,加黄连 10 克,连翘 12 克,生石膏 20 克;湿重于热者,加苍术 12 克,泽泻 15 克,滑石 20 克。

2. 脾虚湿阻证

证候:多年龄偏大,表现为形体肥胖但超重不明显,水肿,疲乏无力,肢体困重,纳少腹胀,便溏尿少,下肢时有轻度水肿,舌淡边有齿痕,舌苔薄腻,脉濡或缓。

治则:健脾益气祛湿。

方药:参苓白术散合防己黄芪汤加减。

组方:黄芪25克,防己10克,苍术10克,白术10克,茯苓15克,泽泻18克,车前子20克,桂枝10克,甘草5克,莱菔子15克。水煎服,每日1剂。

气虚较甚者,加党参15克;湿浊甚者,加薏苡仁30克,冬瓜皮20克;腹胀明显者,加枳壳12克,川朴10克;纳呆食少者,加生山楂15克,佛手10克;兼有湿热者,加茵陈30克,水牛角30克;大便少,黏滞难解者,加大黄6克,槟榔10克。

3. 肝郁气滞证

证候:多见于青中年或更年期女性,肥胖多与月经不调有关,胸胁苦满,胃脘痞满,月经不调或闭经,失眠多梦,舌质红,苔白或薄腻,脉弦细。

治则:柴胡疏肝散加减。

组方:柴胡10克,枳壳10克,香附10克,白术15克,莱菔子15克,茯苓20克,郁金12克,丹皮12克,黄芩12克,草决明15克,合欢花10克。水煎服,每日1剂。

胁痛者,加川楝子9克,川芎12克;口渴者,加生地黄15克;头晕目眩耳鸣者,加石决明24克(先煎),天麻10克;大便秘结者,加大黄8克(后下),桃仁12克;血瘀,舌有瘀斑者,加五灵脂、生蒲黄各12克(包煎)。

4. 脾肾阳虚证

证候:多见于中老年人或反复减肥反弹者,表现为虚肿肥胖,疲乏无力,嗜睡,腰酸腿软,阳痿,阴寒,舌质淡红,苔白,脉沉细无力。

治则:温肾健脾化湿。

方药:金匮肾气丸合防己黄芪汤加减。

组方:熟地黄15克,茯苓20克,丹皮10克,山萸肉10克,泽泻12克,炮附子6克,肉桂1.5克,黄芪15克,党参10克,防己6克,白茅根20克。水煎服,每日1剂。

水肿明显者,加车前草20克,薏苡仁30克;便溏腹胀者,加佛手15克;痰湿内阻者,加半夏12克,陈皮6克;宿食不化者,加神曲12克,砂仁6克(后下）;脾虚明显者,加白术 15 克;肾虚明显者,加杜仲 18 克,益智仁 10 克。

5. 阴虚内热证

证候:肥胖程度不重,头昏眼花,头胀头痛,腰膝酸软,五心烦热,失眠,舌尖红苔薄,脉细数微弦。

治则:滋养肝肾。

方药:杞菊地黄丸加减。

组方:生地黄 20 克,泽泻 15 克,枸杞 15 克,菊花 15 克,黄精 15 克,元参 10 克,女贞子 15 克,酸枣仁 10 克,石斛 10 克,葛根 10 克。水煎服,每日 1 剂。

大便干结者,加大黄 10 克;口燥咽干者,加沙参 15 克,麦冬 10 克。

四、医案举隅

患者,男,33 岁。2013 年 5 月 31 日初诊。

病史:4 年前因情绪不佳、心理压力过大、暴饮暴食而形体逐渐肥胖,体重增加 30 千克,曾采用节食、锻炼等方法,体重无明显减轻。刻诊:形体肥胖,神疲乏力、动则汗出,纳寐尚可,食后右胁及腹部胀满,性功能差,舌暗红苔白厚腻,脉弦滑。身高 184 厘米,体重 135 千克,体重指数为 39.9。B 超示脂肪肝,胆囊炎,双重肾,性腺腺体萎缩;生化检查示总胆固醇 7.12 mmol/L,三酰甘油 2.51 mmol/L。

诊断:肥胖。

辨证:肝郁脾虚,痰瘀内阻。

治则:疏肝健脾,祛湿活血。

处方:柴胡 15 克,炒枳壳 15 克,赤芍 15 克,白芍 15 克,炒苍术 15 克,炒白术 15 克,三棱 15 克,莪术 15 克,荷叶 15 克,生山楂 15 克,生麦芽 30 克,薏苡仁 60 克,草决明 15 克。14 剂,水煎服,另加服保和丸,一次 8 粒,每日 3 次。方中柴胡、炒枳壳、生麦芽疏肝理气,炒白术、薏苡仁健脾益气祛湿,辅以炒苍术加强祛湿之力,白芍敛阴养血柔肝,赤芍、三棱、莪术活血化瘀,生山楂消食导滞除胀,荷叶健脾升清,草决明通肠降浊,一升一降,使水谷精微得以正常输布;保和丸具有消食和胃、清热祛湿之功。

二诊:自觉右胁及腹部胀满减轻,仍疲劳、动则汗出,纳寐可,二便正常,舌质暗尖红,舌苔薄白,脉沉弦。上方加太子参 30 克,云苓 30 克,猪苓 30 克,丹参30克,炒莱菔子30克,连翘15克,炒山药30克。14剂,水煎服。

三诊:体重降至125千克,自觉右胁及腹部胀满减轻,仍疲劳、动则汗出,纳寐可,二便正常,舌质暗尖红,舌苔薄白,脉沉弦、右尺弱。上方加生黄芪30克,砂仁10克,车前子30克,焦三仙各15克,青皮15克,陈皮15克,仙茅15克,仙灵脾15克,知母18克,桂枝6克,肉桂6克。14剂,水煎服。连续治疗1年,体重降至105千克左右,生化检查及睾酮等各项指标均正常,自觉无明显不适。2014年12月随访,一切正常。

五、临证体会

中医对肥胖的证型分类多达24个,其中较常见的有痰湿内盛证、痰瘀互结证、脾虚湿盛证等;证候要素有10个,主要有湿阻、痰盛、血瘀、气滞、气虚等病机;病位分析主要在脾、肝、肾等脏腑。这些结果表明辨别脾、肝、肾三脏的标本虚实是肥胖辨证关键之所在。按照中医的辨证论治,肥胖的实质属于本虚标实,本虚则属脾肾气虚,标实责之肝气瘀滞、痰浊内停、血瘀等。脾肾气虚则脏腑功能失调,气血运行逆乱,才会出现痰瘀湿停。情志不舒,肝气郁结,血行不畅,瘀血内结,影响人体机能正常运行,也会出现上述情况。

方教授认为肥胖其本在于肝郁脾虚,其标为痰湿、瘀血、膏脂。因此,对肥胖治疗主张以疏肝健脾为主,兼以祛湿化瘀。疏肝即疏其血气,令其调达,以促进脾胃运化;健脾即不仅补脾之虚,而且要顺应其生理特性,引其清阳上升,导其浊阴下降,斡旋其气机,以助其运化,使之健运不息,水谷精微得以正常输布;祛湿化瘀即祛除体内病理性产物,调理气血津液的正常运行。方教授治疗肥胖除了药物以外,还嘱患者调节情志,保持心情舒畅;注意饮食调节,合理安排膳食;适当运动,防止脂肪蓄积。另外,方教授指出减肥需循序渐进,不宜骤减,以免损伤正气。

第二节　脾　瘅

《素问·奇病论》:"帝曰:有病口甘者,病名为何? 何以得之? 岐伯曰:此五气之溢也,名曰'脾瘅'。夫五味人口,藏于胃,脾为之行其精气,津液在脾,故令人口甘也。此肥美之所发也,此人必数食甘美而多肥也,肥者令人内热,甘者令人中满,故其气上溢,转为消渴。治之以兰,除陈气也。"可以看出"脾瘅"为消渴的前期,经过一个相当长的自然过程,才发展成消渴;而从消渴转变为其他病变或并发其他病变可能又需要一个较长的过程,尽管《黄帝内经》中没有明确记载,但已经有"凡治消渴、消瘅、仆击、偏枯、痿厥、气满发逆,肥贵人,则膏粱之疾也"的论述。对这些疾病关系进行的描述,显然就是消渴的继发疾病。这些与肥胖和膏粱有关的"仆击""偏枯"等疾病可能就是并发症,而且这些病变主要为大血管病变,与2型糖尿病大血管并发症类似。

糖尿病属中医"消渴"范畴,历代医学从"三消"辨证,从脏腑、从气血阴阳、从痰湿瘀毒,还有分期辨证,各具特色。近年来从脾胃论治者越来越多,其中一些医者新提出"脾虚致消"的观点,正在为大多数医家所接受。参阅了古代、现代中医文献,收集了大量资料,探讨从脾胃论治的病因病机、治疗特点及现代研究进展,现简要述之。

脏象学说中所说的"脾"实际上包括现代医学之脾与胰脏。《难经·四十二难》指出:"脾重二斤三两,扁广三寸,长五寸,有散膏半斤。"所谓"散膏",《难经·汇注笺正》认为系胰腺组织,今人也多主此说。《悬壶漫录》认为本病以散膏为发病核心。从解剖学来看,胰尾接触脾门,共同靠近胃部,所以"散膏"即胰腺组织,附属于中医之"脾"。

一、脾瘅与糖尿病的关系

《灵枢·本脏》篇说:"脾脆……善病消渴。"《素问·脏气法时论》说:"懈病者,身重善饥",可见脾虚是本病发病的基础。金元时期李东垣认为"脾气不足,则津液不能升,故口渴欲饮"。明代楼英《医学纲目》曰:"饮食不节,劳倦所伤,以致脾胃虚弱,乃血所生病,主口中津液不行,故口干咽干。"故有人称脾虚乃糖尿病发病之本,由于脾虚内热,不能正常运行水谷精微,失去"游溢精气"与"脾气散精"的作用,使食入之水谷郁而化热,又不能为胃行其津液而令胃阴不足,从而导致消渴"三多一少"的症状。

2型糖尿病的发病有一定的遗传因素,但更重要的是环境因素,如饮食过于精细、摄入热量过多、运动太少、体力活动减少、精神紧张或心理压力过大等。此外,我国糖尿病发病率上升的原因主要是,中国人饮食结构中,高蛋白高营养食物导致消化时间延长,致使脾胃长期超负荷工作,造成脾气耗损,脾虚运化失常,脏腑功能失调,血糖升高。

脾弱胃强揭示了脏腑病机,反映其主证特点及病理性质,可解释消渴的并发症出现于糖尿病全过程。有医家根据脾弱胃强的程度分为以下几个阶段:一是脾虚不甚,胃强生热。胃食稍多,微感乏力。二是脾气亏虚,升清失职。脾气虚,精微物质不能及时上归于肺,部分停积而化痰浊,造成脾为湿困,此时患者可无"三多"症状,素体肥胖者更为明显;痰浊日久可化热、滞气、生瘀,逐渐出现相应并发症。三是脾虚及肾,阴阳两亏。随着病情的进一步发展,脾虚失统,精液随之流下,出现多尿或如脂如膏。也有医家认为糖尿病在发生发展的过程中一直存在脾虚、胃实(热)这一病理机制。糖尿病早期以脾气虚弱、胃实尚未化火为特点;中期以胃火亢盛、脾虚益甚、脾胃功能失调为病机特点;未及时治疗,病情进一步发展,则以脾虚燥热、多脏腑受累、百病由生为特点。

二、脾瘅的病因病机

《黄帝内经》中消渴的形成原因主要为"数食甘美而多肥"。《素问·通评虚实论》指出:"消瘅……肥贵人,则膏粱之疾也。"现代医家对消渴认识与《黄帝内经》基本吻合。《中国居民营养与健康现状》报告表明,我国城市居民膳食结构较不合理。畜肉类、油脂类消费过多,谷类食物单一,消费偏低。这些也是糖尿病患病率逐年升高的重要原因之一。《黄帝内经》的"中满内热"符合肥胖或超重类似的 2 型糖尿病的病机特点。"中土壅滞"或"中土实满"可以出现胃气壅滞、脾气壅滞、脾虚食滞和胃肠壅滞。土壅日久可以导致"木郁","木郁"表现为肝气或胆气郁滞。"中满"是内热形成的条件和基础,"内热"是中满发展的转归和结果。"内"主要指中焦,"内热"表现为中焦胃热、肠热以及肠胃俱热。"木郁"可以出现胆胃郁热、肝胃郁热,肝郁脾虚、肝(胆)郁肠热等。而土壅于中,气机升降失常,引发郁证,可引起食郁、气郁、痰郁、湿郁、血郁等,诸郁相互交织。一方面形成各种功能失调,引起各种并发症,如血管、神经病变;另一方面成为"内热"的物质基础,内热日久,伤及阴血,可向消渴的"三多一少"发展。临床上 2 型糖尿病患者这两方面情况均可见到,而以前者表现较多,较为突出,这与糖尿病的早期发现有很大的联系。

三、辨证论治

1. 气滞痰阻证

治则：行气开郁，燥湿化痰。

方药：导痰汤加减。

组方：陈皮、枳实理气化痰；半夏燥湿化痰，佩兰、泽泻淡渗利湿；神曲消食化痰；香附疏肝解郁，理气调中。

2. 气虚痰湿证

治则：益气健脾，燥湿化痰。

方药：六君子汤加减。

组方：党参补脾肺气，生津补血；白术健脾益气；茯苓健脾渗湿，宁心安神；法半夏燥湿化痰；陈皮理气化痰；炙甘草补脾益气，调和诸药。

3. 阴虚气滞证

治则：滋养肾阴，疏肝理脾。

方药：六味地黄丸合四逆散加减。

组方：熟地黄、山茱萸肉固肾益精；山药滋补脾阴；泽泻清泄虚热；柴胡疏肝解郁；芍药补血养肝；枳实行气解郁。

四、其他疗法

1. 针灸疗法　可根据病情选择体针、耳穴、艾灸、穴位敷贴等。

（1）耳穴疗法：主穴选择内分泌、糖尿病点、胰、胆、皮质下、三焦等。

辨证配穴：气滞痰阻证加胸、神门；脾虚痰湿证加脾、胃；阴虚气滞加肝、肾、渴点。

（2）体针疗法：主穴中脘、气海、天枢、足三里、内庭、然骨、曲池、合谷等。

辨证配穴：气滞痰阻证加丰隆、阴陵泉、膻中；脾虚痰湿证加脾俞、阴陵泉、丰隆；阴虚气滞加三阴交、照海、太溪、太冲。

2. 情志调节　心胸开阔，乐观豁达，怡情养性，顺乎自然以养护正气。可配合使用中医音乐治疗仪。

3. 气功疗法　根据病情选择八段锦、太极拳、五禽戏、六字诀、丹田呼吸法等。

诊余心悟

五、病案举隅

孙某,男,49岁。2012年6月9日初诊。

病史:2012年6月9日在基于社区的糖尿病前期中医药干预及推广应用研究项目筛查活动中,末梢检测餐后2小时血糖10.2 mmol/L,于次日行OGTT试验,静脉血餐后2小时血糖10.9 mmol/L,血脂正常。体重指数:25,血压:130/85 mmHg,刻诊:全身乏力半年余,同时伴口干、大便干结3日一行,无小便多,舌质淡,苔薄白,脉细。

西医诊断:糖耐量降低。

中医诊断:脾瘅。

辨证:脾虚证。患者中年男性,公务员,应酬较多,嗜食肥甘厚味,碍气之运化,损伤脾胃功能而致脾气虚。脾虚不能布散津液于全身,濡养机体,故全身乏力;脾虚不能输布津液上乘于口,故口干;脾气虚,推动胃肠蠕动功能减弱,导致大便干结,周期延长;舌脉亦为脾气虚的征象。平日静坐为主,运动量少均影响气的运行。

治则:益气健脾。

处方:参术调脾饮。党参32克,白术12克,茯苓12克,山药20克,甘草6克。每日1剂,水煎早晚温服。另嘱患者饮食控制,加强运动。

二诊:治疗5天后就诊诉自觉乏力、口干症状明显减轻,早晨易醒。方教授认为,该方为益气健脾之经方,用于调理脾虚证疗效甚佳。脾虚的病态得到改善,正常输布精微于全身,故口渴症状缓解,同时提高机体的"正气",全身乏力的症状亦减轻。早晨易醒,考虑可能气机短时间运行恢复正常,营气、卫气功能尚未达到平衡,卫气过早运行,故易早醒。调整药物:党参25克,山药15克,白术12克,茯苓15克,甘草6克,每日1剂。

三诊:治疗6周后精神佳,口干、乏力症状消失,大便稍干,餐后2小时血糖8.7 mmol/L。守方续服,隔日1剂。

四诊:治疗12周后以上症状消失,其中大便稍干的症状可能与因长期服药调理,机体的气机达到最佳状态,或者与白术双向调整胃肠功能有关。同时餐后2小时血糖稳定在6.4 mmol/L左右,波动较小。从治疗结果可以看出,该方具有"温和降糖""全身调理"的作用。

六、临证体会

（1）方教授认为糖尿病前期患者均以脾虚为共同病理基础，临床上常兼夹痰湿、瘀血、热毒等病理产物。糖尿病前期病变，多与痰瘀交阻有关，脾气上溢是其发病的主要原因。脾气上溢的过程中，中土运化失常所生的膏脂，随精微上归于肺，随肺气朝百脉而瘀于血道产生瘀血。瘀血阻络，精微运行失常，而痰瘀交阻，因而瘀血的出现贯穿于糖尿病前期的始终。另外肥人多气虚，肥人多痰湿，故消瘅患者形体肥胖的同时常伴有疲乏无力等气虚症状，气为血之帅，气虚则血行不畅，也是瘀血形成之原因。所谓"瘅"多因热而生。如《黄帝内经》之诸瘅，《金匮要略》之谷瘅、酒瘅、女劳瘅，无不因湿、痰、瘀、瘀而化热而生。脾瘅之热归脾属胃，痰瘀交阻，瘀而化热，则可见多食之象。热本属阳邪，久瘀必伤阴液，极易伤津耗气，导致气阴两虚。

（2）方教授分析现代医学中的"糖"，在中医学中属"水谷精微"的范畴，人体的胰岛素对于葡萄糖而言，属脾的运化水谷、转输和散精，亦如《素问·经脉别论》所载："饮入于胃，游溢精气，上输于脾，脾气散精，上归于肺，通调水道，下输膀胱，水精四布，五经并行。"从中不难看出，脾虚不能升清，则血中之"糖"（水谷精微）就不能输于内脏，营养四肢，滞留的"血糖"只好"下输膀胱"，也就会发生消渴等多种并发症。《素问·奇病论》曰："脾瘅，此肥美之所发也，此人必数食甘美而多肥也，肥者令人内热，甘者令人中满，故其气上溢，转为消渴。"可惜后世论消渴诸家，多持"内热"作解，而"中满"不释。殊不知"中满"者，恰恰是脾为肥甘化热所滞，失其健运之明证，为消渴发病一大关键。且《素问·奇病论》又指出"五味入口，藏于胃，脾为之行其精气，津液在脾"，首次明确了消渴形成与脾运水谷精液有关，可谓切中病机，揭示了消渴发病不容忽视的关键环节。

现代社会，人们生活节奏加快，工作压力日益增加。脾在志为思，思虑过度，忧思日久则损伤脾土，脾脏受损，运化失常；恼怒伤肝，肝火灼伤胃阴，使脾胃功能失常。脾胃功能失常导致运化失司、代谢紊乱以致糖尿病。长期疲劳工作、劳倦内伤或过度紧张等，均会阻碍脾胃运化与输布，耗伤脾胃精气，致脾胃虚弱，久则发为糖尿病。

七、跟师心得

糖耐量降低是介于血糖正常与糖尿病之间的一种糖代谢异常,是发展为2型糖尿病的早期阶段。部分1型糖尿病也有这个阶段。此阶段症状主要以餐后血糖升高为主。运用中医药干预糖耐量降低属于中医学"治未病"的思想,其优势在于"未病先防、既病防变"和"整体调节、辨证论治",体现中医药防治糖尿病工作重心前移的方针。

方教授长期从事中医药防治糖尿病及其并发症的理论和临床工作,近年来应用中医综合治疗糖耐量降低人群取得良好的疗效,可以逆转该人群发展为糖尿病,或者稳定在糖耐量降低阶段。现就方教授的诊治经验总结如下。

1. 糖耐量降低的临床表现 《素问·奇病论》云:"有病口甘者,病名为何? 何以得之? 岐伯曰:此五气之溢也,名为脾瘅……此人必数食甘美而多肥也,肥者令人热,甘者令人中满,故其气上溢,转为消渴。"《素问·奇病论》说:"脾病者,身重善饥。"《素问·腹中论》亦云"夫热中,消中者,皆肥贵人也"。王叔和《脉经》曰:"脾脉实兼浮,消脾胃虚,口干欲饮水,多食亦肌虚。"从以上古代经典的论述,可以看出形体肥胖、胸脘痞闷、肢体沉重、多食等为"脾瘅"的主要症状。

古代医籍无糖耐量降低病名的记载,但从其病因病机、临床表现来看,方教授认为糖耐量降低当属中医"脾瘅"范畴。方教授结合现代生活方式的改变,认为日常生活中,无论是素食主义还是嗜食膏粱厚味者,或由于晚餐进食量多,人们摄入的能量远远超出人体代谢所需的能量,加之运动量的减少,生活沉重的压力,多余的能量不能被体内消耗,蓄积于脂肪,日久体重增加,表现为肥胖。肥胖可以引起胰岛素抵抗的发生,使糖代谢紊乱。近些年,糖尿病的表现不是很典型,所以体型偏瘦的人群,也要注意是否存在隐形肥胖。方教授认为能量近似于人体的气血阴阳,能量过甚,人体之气无力运化,导致气血紊乱、阴阳失衡。脾为后天之本,脾气虚无力输布精微于全身,表现为倦怠乏力,脾虚生湿生痰,表现为肢体沉重,腹部肥厚,大便或黏或溏、脉滑。脾不能输津达肺,故口干多饮;脾不能为胃行其津液则纳差,日久胃阴亏虚,内热自生,表现食欲亢盛;脾虚不能充养肾精,精不化气,气虚不能固摄,表现为小便多。以上为糖耐量降低的主要临床表现,虽然临床症状、体征不是太典型,但对于40

岁以上平素多食肥甘厚味、久坐少动、情志抑郁等的人群,以及有消渴家族史者,应考虑脾瘅的可能。

2. 糖耐量降低的治疗原则　《素问·经脉别论》有:"饮入于胃,游溢精气,上输于脾,脾气散精。"又《灵枢·决气》云:"中焦受气取汁。"脾为后天之本,气血生化之源,主运化,消化水谷,吸收精微,输布五脏九窍,四肢百骸,营养全身。近代名医张锡纯于《医学衷中参西录》论曰:"消渴一证,古有上中下之分,其证皆起于中焦而极于上下。"故方教授认为中焦(脾胃)失运是消渴发病的重要环节,脾虚不运,升清降浊失司,导致水谷精微留滞不化,引起血糖升高而成糖耐量降低。治疗当调理脾胃,顾护后天。脾瘅的发病与脾虚密切相关,由于糖耐量降低的发病是多因素所致,结合中医辨证论治的特点,在健脾的同时,也要兼顾其他脏腑的病变。脾在五行属土,脾土居中央,以灌四旁,脾脏功能正常,则如阳光普照,阴霾(高血糖)尽散,所以对于糖耐量降低的治疗,基本治疗原则为健脾,脾旺则正常输布水谷精微物质,参与机体代谢,使人体内环境达到平衡。同时要疏肝、宁肾、活血、生津、清热,体现个体化治疗原则。

3. 讨论　糖耐量降低的发病机制尚不完全清楚。方教授考虑糖耐量降低的发生可能与胰岛素抵抗更为密切,由于胰岛素抵抗的存在,葡萄糖毒性影响胰岛素的分泌,损伤胰岛 β 细胞,导致疾病发生。此外,从中医的角度来讲,方教授认为胰岛素类似于人体的津液,津液的输布失常导致脾瘅的发生,与肺、脾、肾三脏密切相关。脾居中焦,为气机升降的枢纽,肺肾两脏的强健有赖脾功能的健全,治疗当"安中——调理脾胃"。不少医家的多年临床经验总结认为治疗糖耐量降低选取具有益气健脾功效的方药,疗效显著。丁学屏等统计汉唐以来用于治疗消渴方 300 首,其中含有健脾之药者达 50% 以上。方教授正是切中糖耐量降低发病的中医病因病机,选取益气健脾中药从脾论治,临床观察疗效显著。

参术调脾颗粒处方用药以甘淡为宜。党参补中益气,健脾益肺。党参多糖可能通过提高机体抗氧化功能,抑制氧自由基活性,减少胰岛 β 细胞损伤,保护 β 细胞功能,从而降低糖尿病小鼠的血糖。白术健脾益气,燥湿利水。白术甲醇提取物具有抑制老鼠肠道内 α-葡萄糖苷酶的活性,延缓葡萄糖和果糖的转化,降低餐后血糖水平。茯苓健脾和胃,宁心安神,茯苓多糖具有抑制活性氧自由基作用,从而保护 β 细胞,降低血糖。山药健脾益肺,补肾固精,养阴生津;山药的主要有效成分薯蓣皂苷是一种多糖,贺琴等推测山药多糖对四氧嘧啶所致大鼠高血糖的抑制作用与其抗炎作用有关。甘草补脾益气,调和诸药。甘草甲醇提取物(黄酮类物质)降低血糖的可能机制是甘草黄酮上的酚羟基清除了 STZ 诱导产生的自由基,发挥抗氧化能力,保护胰岛 β 细胞、抑制胰岛 β 细胞凋亡,进而防止血糖的升高。方教授选择的以上药物均有益气健脾的功效,不仅补脾阳,同时兼顾脾阴,强健后天之本。此外所选药物对肺、肾两脏也有一定的调节作用,通过对机体上中下三焦的调理,正气充盈,御邪有力,则百病消。

　　方教授认为治疗糖耐量降低,当谨守病机,辨证施治,在具有益气健脾功效的参术调脾颗粒基础方上加减治疗,每每灵验。纵观全方,方中药物不温不燥,适度施力,调理脾胃,达机体阴阳平衡,诸症均减。此外该方也具有降低血糖、抗氧化等作用,保护血管功能,预防糖尿病及其并发症的发生、发展,使糖尿病的防治重心前移至糖耐量降低阶段,减低社会和家庭负担,具有十分重要的意义。

第三节　消　　渴

　　古代中医治疗糖尿病,一般多执三消分治之说。方教授认为,古人这种三消分治方法并不完全符合现代糖尿病之实际。从临床实践来看,糖尿病的发病原因除与素体阴亏、禀赋不足的体质因素有关外,其致病因素是综合性的,尤与嗜食肥甘、精神过度紧张及肥胖少动等因素相关,其病理改变涉及气血阴阳和五脏六腑各个系统。中医治疗糖尿病宜以益气养阴、调补脾肾为主,佐以清热、润燥、行气、活血、祛痰等,并且参考现代医学治疗糖尿病的经验。此外,方教授还强调应同时注意糖尿病患者心理障碍的治疗,心理障碍的改善对稳定控制血糖有积极作用。

一、辨证论治

1. 热盛伤津证

证候:口干咽燥,渴喜冷饮,易饥多食,尿频量多,心烦易怒,口苦,溲赤便秘,舌干红,苔黄燥,脉细数。

治则：清热润燥,养阴生津。

方药：黄地安消汤加减。

组方：黄连9克,生地黄15克,麦冬12克,葛根15克,枇杷叶18克,每日1剂,水煎分2次服。若大便干结者,可加用生大黄10克,元明粉3克(分冲),大便则通。但毕竟寒凉之剂,一般不可过用、久用。

2. 气阴两虚证

证候：咽干口燥,口渴多饮,神疲乏力,气短懒言,形体消瘦,腰膝酸软,自汗盗汗,五心烦热,心悸失眠,舌红少津,苔薄白干或少苔,脉弦细数。

治则：益气养阴,生津润燥。

方药：芪贞降糖汤。

组方：黄芪30克,女贞子12克,生晒参9克,黄连5克,山茱萸12克,五倍子6克。每日1剂,水煎分2次服。失眠者,加酸枣仁、衣交藤、百合、五味子;心悸多汗者,加生脉散、生牡蛎等。

3. 气虚血瘀证

证候：神疲乏力、气短懒言兼有肢体麻木或疼痛,下肢紫暗,胸闷刺痛,中风偏瘫,或语言謇涩,眼底出血,唇舌紫暗,舌有痕斑或舌下青筋显露,苔薄白,脉弦涩。

治则：益气活血,化瘀通痹。

方药：芪归糖痛宁汤。

组方：黄芪20克,当归12克,生地黄15克,延胡索12克,葛根10克,鸡血藤10克,威灵仙10克。每日1剂,水煎分2次服。适用于糖尿病有血瘀证候者。气虚突出者,可重用益气药。胸痛者,加郁金;背痛者,加羌活、独活;合并半身不遂,血压高者,用血府逐瘀汤。

4. 阴阳两虚证

证候：小便频数,夜尿增多,浑浊如脂如膏,甚至饮一溲一,五心烦热,口干咽燥,神疲,耳轮干枯,面色黧黑;腰膝酸软无力,畏寒肢凉,四肢欠温,阳痿,下肢水肿,甚则全身皆肿,舌质淡,苔白而干,脉沉细无力。

治则：温阳滋阴固肾。

方药：苁归益肾汤。

组方：肉苁蓉15克,当归12克,山茱萸12克,淫羊藿9克,泽泻9克,丹

诊余心悟

皮 12 克。每日 1 剂,水煎分 2 次服。主要适用于糖尿病久病伤肾,阴阳俱虚之人。多为糖尿病肾病,有水肿,尿蛋白,眼多失明,夜尿频多突出者,加枸杞子、续断、益智仁;腹胀、肠鸣者,加用苏梗、肉豆蔻;腰痛者,加续断、杜仲;腿软无力者,加桑寄生、狗脊、千年健;腿麻者,加鸡血藤;腿疼者,加威灵仙、海风藤、络石藤;手麻者,加姜黄、桑枝;腿抽筋、腿凉者,加桂枝、木瓜、钩藤等。

二、医案举隅

案例 1:患者,男,45 岁。

病史:3 个月前患者因单位体检发现血糖异常升高,拒绝西药治疗,特求中医诊治。现患者口干、口渴加重 10 余日,饮水较多,体重下降 5 千克,视物偶有模糊,晚餐后有饥饿感,睡眠可,大便调,小便有少量泡沫。舌淡苔薄白,脉细数。查空腹血糖:7.62 mmol/L,餐后 2 小时血糖:12.45 mmol/L,糖化血红蛋白:6.6%。综观病情,呈现脾虚胃强之象。

诊断:2 型糖尿病。

治则:健脾化湿,养阴清热。

处方:佩兰 25 克,牡丹皮 15 克,黄连 9 克,葛根 15 克,黄芩 12 克,荔枝核 12 克,丹参 20 克,玄参 12 克,石斛 15 克。14 剂,每日 1 剂,早晚温服。

二诊:口干口渴症状较前好转,多饮有所缓解,无视物模糊,仍有饭后饥饿感,饮食控制,夜尿 1~2 次,二便调,小便有少量泡沫,舌脉同前。守原方加细生地黄 20 克,天花粉 12 克,滋阴清热。14 剂,每日 1 剂,早晚温服。

三诊:患者诉服药后口干、口渴症状较前好转,其他无明显异常,饮食控制,睡眠可,二便调。空腹血糖:6.02 mmol/L,餐后 2 小时血糖:7.17 mmol/L,糖化血红蛋白:5.8%。前方中肯,故不更弦,嘱其继服 3 个月,视病症转变情况再做下步打算。

半年后随诊,血糖、糖化血红蛋白控制良好,嘱其原方继服,调节饮食,加强锻炼,忌食辛辣刺激食物。

按语:患者伴有较严重的口干、口渴的症状,当属被胃燥热之邪所伤;晚餐后有饥饿感,提示胃纳强;虽进食较多,然体重下降,说明饮食精微物质无以运化及输布,当属脾运弱。脾胃为后天之本,气血生化之源,"脾胃平则万物安,病则万物危",是故"百病皆由脾胃衰而生也"。患者中医证型为胃强脾弱证。胃强脾虚之人往往食欲旺盛,吃饭速度较快,但由于脾脏功能相对不足,难以运化,水谷进入体内不能够转化成有用的气血津液被人体充分利用,而生痰浊之邪,郁积体内,血糖升高,日久化热,耗津伤液。治疗当健脾化湿、养阴清热之剂。

案例 2:赵某,患者,女,60 岁。2011 年 3 月 12 日初诊。

主诉:糖尿病 3 年。

病史:患者自诉 3 个月前体检时发现空腹血糖较高(10.7 mmol/L),被诊为 2 型糖尿病。在门诊治疗,口服格列齐特与二甲双胍等降糖药,至今已 3 个月而未获效。初诊时检测空腹血糖为 9.8 mmol/L,餐后 2 小时血糖为 13.6 mmol/L,但无"三多一少"症状,除略疲倦外,均无不适症状,食欲、睡眠及大小便均正常,舌质偏红,舌苔薄白,脉沉细。

西医诊断:2 型糖尿病。

中医诊断:消渴。

辨证:气阴两虚,燥热伤津。

治则:益气养阴,清热生津。

处方:在原药基础上加用丹蛭降糖胶囊口服,每次 3 粒,每日 3 次。连服 2 周后,复查空腹血糖为 7.1 mmol/L,餐后 2 小时血糖为 11.2 mmol/L。守上方加玉米须 15 克,茯苓 12 克,开水冲服 30 日。

二诊:2011 年 3 月 26 日。患者上述症状好转,睡后汗出较前少,手足心热、口干、口渴,面色有所改善,睡眠稍改善,二便基本正常,舌红少苔,脉细数。上方去煅龙骨、煅牡蛎,加酸枣仁 10 克,7 剂,水煎服,每剂分 2 次服,每日 2 次。嘱调节饮食,加强锻炼。

三诊:2011 年 4 月 09 日。复查空腹血糖为 6.3 mmol/L,餐后 2 小时血糖为 10.1 mmol/L。病情稳定,血糖均在正常范围之内。

按语:丹蛭降糖胶囊主之,该方由太子参 10 克,生地黄 15 克,丹皮 15 克,菟丝子 12 克,泽泻 10 克,水蛭 9 克等药物组成。剂型为胶囊,口服,每次 3~5 粒,每日 3 次。方中太子参补益脾肾之气;生地黄滋养脾肾之阴;菟丝子补肾固精;丹皮、水蛭行气活血,化瘀通络,使肾络通畅;泽泻清热泻痰浊。全方共奏益气养阴、活血化瘀之功,以达到阴阳平、瘀阻祛、肾脉通之功效。现代药理研究表明,太子参、生地黄、泽泻具有一定的降糖、降压作用;丹皮可抑制环氧化酶反应,减少血栓素 A 的合成,进而抑制血小板聚集;水蛭含有的水蛭素能阻止凝血酶对纤维蛋白原的作用,阻碍血液凝固,防止血栓形成,水蛭还分泌一种组胺样物质,可直接扩张血管,活化纤溶酶,抑制胶原合成,从而降低血黏度,改善血液流变学。

三、临证体会

方教授认为消渴的病机主要是禀赋不足,阴津亏损,燥热偏盛,且多与血瘀密切相关。初病多以燥热为主,此时病变的脏腑主要在肺、胃。肺主气为水上之源,输布津液。肺受燥热所伤,则津液不能输布而直趋下行,随小便排出体外,故小便频数量多;肺不布津则口渴多饮。胃为水谷之海,主腐熟水谷,脾为后天之本,主运化,为胃行其津液。脾胃受燥热所伤,胃火炽盛,脾阴不足,则口渴多饮,多食易饥;水谷精微不能濡养肌肉,故形体日渐消瘦。舌红,苔黄,脉洪数,为热盛伤津之象,此邪热为本,津伤为标,但临床表现主要由津伤直接引发,患者常以口干为第一主诉症状。因此,方教授认为治疗时控制症状重在养阴生津,要使养阴生津疗效持续,就必须同时清除燥热。以使津液不继续被损耗。故治宜清热润燥,养阴生津。

同时方教授在临床实践中总结出三大治则治法,在临床应用中取得了较好的临床疗效,愿与同道分享交流。

1.“苦酸制甜”治其标　此法直接针对高血糖。糖是甜味,甜之对立为苦,甜之中和为酸。苦能泄热,苦能燥湿,苦能坚阴;酸能收敛,酸能软化,酸能解脂。苦酸配伍,泄热毒,敛气阴。所以提出在降糖选方用药上要“苦酸制甜”,苦以三黄汤为基础,还可酌加龙胆草、苦参、苦丁茶、山栀子等。黄连清胃热,黄芩、龙胆草清肝热,黄柏清肾热,大黄、芒硝清肠热。可根据热之部位、毒之盛衰而酌用苦寒药。酸药可选择乌梅、石榴皮、白芍、酸枣仁、山茱萸等。

2.“釜底抽薪”清热源　此法基于阴由热耗,气由热损论。临床经常遇到这样的患者,长期服益气养阴之药效果不显。查其辨证无误,患者确有倦怠乏力,口干口渴等气阴两虚之证,为何无效? 盖因热未除故也。饮食不节则生胃热;情志不遂则生肝热;饮酒之人助阳生热;慢性感染之人则生毒热;便秘之人则生肠热等等。热耗气,热伤阴,热邪不去,气阴安得复常? 故治病必求其本。治疗的整体原则是有热必清,故临证须详审热源,有热当先清热,热清气阴自生。用玉女煎之石膏、黄连配青黛、连翘清胃热；泻肺散、清气化痰丸之黄芩配石膏、桑白皮清肺热；当归芦荟丸配夏枯草、黄芩清肝热；增液承气汤清肠热；大柴胡汤清肝胃肠热并存。在此基础上酌用黄芪、太子参、南沙参、天花粉等益气养阴，配石榴皮、乌梅、白芍以敛气敛阴，往往收效甚佳。

3. "辛开苦降"畅气机 辛开苦降法，亦称辛开苦泄法，是在中医四气五味药性理论指导下，运用辛温和苦寒两种不同性味的药物巧妙配伍，治疗疾病的一种独特方法。《素问·阴阳应象大论》提出了"气味辛甘发散为阳，酸苦涌泄为阴"。《素问·至真要大论》云："阳明之复，治以辛温，佐以苦甘，以苦泄之，以苦下之。"辛开苦降法代表方药有张仲景的半夏泻心汤及其类方以及陷胸汤；朱丹溪的左金丸；王孟英的连朴饮；另外，大柴胡汤、黄连汤、栀子干姜汤、升降散等方均有辛开苦降法之意。

四、跟师心得

（一）方教授从脾诊治新诊断的 2 型糖尿病患者的临床经验

新诊断的 2 型糖尿病患者糖尿病病程相对较短，为中医药防治糖尿病提供很好的研究切入点，将防治糖尿病的工作重心下沉，关口前移。运用中医药干预新诊断的 2 型糖尿病体现了中医学"治未病"思想，其优势在于"未病先防、既病防变"。

方教授长期从事中医药防治糖尿病及其并发症的理论及临床工作，近年来应用中医综合治疗新诊断的 2 型糖尿病患者取得良好的临床疗效，通过中医药"全身调理、温和降糖"的特点及优势，可以将新诊断的 2 型糖尿病患者血糖控制在一个较理想的状态。现将其诊治经验总结如下。

1. 发病机制 目前认为 2 型糖尿病发病是遗传因素和环境因素共同作用的结果，在 2 型糖尿病发病过程中，通常伴有胰岛素抵抗。如果 β 细胞能代偿性增加胰岛素分泌则血糖可维持在正常水平，当 β 细胞功能有缺陷对胰岛素抵抗无法代偿时，就会发生 2 型糖尿病。胰岛素抵抗和胰岛素分泌缺陷是 2 型糖尿病发病机制的两个主要要素，不同患者存在胰岛素抵抗和胰岛素分泌缺陷的程度不同，同一患者在疾病不同时期，两者相对重要性也可能发生改变。

2. 病因　《素问·奇病论》云："有病口甘者,病名为何？何以得之？岐伯曰：此五气之溢也,名为脾瘅……此人必数食甘美而多肥也,肥者令人热,甘者令人中满,故其气上溢,转为消渴。"即长期过食肥甘、醇酒厚味,损伤脾胃,运化失职,积热内蕴,化燥伤津,消谷耗液,则发为消渴。《古今医统大全·卷之五十二·消渴门》云："三消之疾……或耗乱精神,过违其度。"即长期过度的精神刺激,使肝气郁结,郁久化火,火热内燔,消灼肺胃阴津,而发消渴。《外台秘要·消渴消中》指出"房劳过度,致令肾气虚耗,下焦生热,热则肾燥,肾燥则渴",即房事不节,劳欲过度,肾精亏损,虚火内生,则发为消渴。《医学心悟·卷三·三消》指出"上消之证,皆燥热结聚也",即外感风热燥火毒邪,内侵机体,津涸热淫,引发消渴。综上所述,饮食不节、情志失调、房劳过度、外感六淫等均可导致消渴的发生。

3. 新诊断的 2 型糖尿病与脾的关系　2 型糖尿病诊断标准采用世界卫生组织（WHO）1996 年提出的糖尿病诊断标准,血糖值以静脉血浆葡萄糖氧化酶法测定为准。新诊断的 2 型糖尿病指确诊的 2 型糖尿病时间在 1 年以内。近年来,很多研究已经表明给予新诊断的 2 型糖尿病患者早期胰岛素强化治疗,可保护 β 细胞功能,促进 β 细胞功能恢复,提高胰岛素的敏感性,甚至能诱导 2 型糖尿病的长期缓解,从而改善疾病的自然病程。然而胰岛素强化治疗,可能产生低血糖反应、轻度水肿、视物模糊、皮肤瘙痒、腹泻等不良反应,给患者带来心理负担。

现代医学认为,新诊断的 2 型糖尿病是胰腺 β 细胞功能受损,而胰腺功能归属于中医学"脾"的范畴。《素问·经脉别论》所载："饮入于胃,游溢精气,上输于脾,脾气散精,上归于肺,通调水道,下输膀胱,水精四布,五经并行。"脾具有将食入水谷化为精、气、血、津液等精微物质,并将精微物质转输至全身的作用。胃为谷之海,与脾相表里,故饮食不节,损伤脾胃,则脾失健运、胃失和降。脾虚不能升清,则血中之"糖"（水谷精微）就不能输于内脏,营于四肢,只能滞留于机体,日久则发生消渴。《灵枢·本藏》云"脾脆则善病消瘅",最早提出脾虚禀赋不足容易发生糖尿病。以上均说明脾与糖尿病的发病关系密切,尤其是新诊断的 2 型糖尿病患者。在既往中医病因病机及中医证候学调查的前瞻性研究中发现,糖尿病前期或新诊断的 2 型糖尿病患者病因多为恣食肥甘厚味,食郁为其发病基础,继而出现痰浊,日久化热。新诊断的 2 型糖尿病患者以脾虚湿盛证最为常见，主要表现为形体肥胖或超重，或腹部肥厚，或见倦怠乏力，大便或黏或溏，或大便干结，舌淡红或淡白，边有齿痕，苔腻，脉濡或滑。

4. 讨论　中医对糖尿病的认识多从"阴虚燥热"立论。近代名医张锡纯于《医学衷中参西录》论曰："消渴一证，古有上中下之分，其证皆起于中焦而极于上下。"方教授认为新诊断的 2 型糖尿病患者多属"脾"病，病位在脾、胃。中焦（脾胃）失运是消渴发病的重要环节，脾虚不运，升清降浊失司，导致水谷精微留滞不化，引起血糖升高。

"脾"病分初、中、末三期。"初为热中，末为寒中"，"热中"的病因为气虚致"阴火"，这种"阴火"是在脾气虚的基础上，由外感热邪、饮食不节、肝火上炎、心火亢盛等多种混杂因素产生。脾病初期就相当于新诊断的 2 型糖尿病，其治疗多以健脾为主，清胃为辅，同时注意兼症的发生与防治。

方教授治疗新诊断的 2 型糖尿病以佩兰为君药，其义取《黄帝内经》论消瘅之治法，"治之以兰，除陈气也"。"兰"指的是佩兰，具有醒脾化湿之功效。黄连、黄芩配玄参、葛根、石斛，于清热之中又鼓舞脾胃清阳之气上升，而有生津止渴之功。以上药物为方教授治疗新诊断的 2 型糖尿病经验方。视物偶有模糊加凉血活血之牡丹皮、丹参；饭后饥饿感多因阴虚内热所致，加生地黄、天花粉，既能清肺胃二经之实热，又能生津止渴。其用药少而精，临床疗效确切。

（二）方朝晖辨证运用自拟方治疗糖尿病的经验

近年来，随着我国人民生活水平的提高和生活方式的改变，糖尿病患病率呈明显上升趋势，已成为仅次于恶性肿瘤和心血管疾病的第三大严重危害人类身心健康的疾病。方教授为安徽中医学院第一附属医院内分泌科主任，从事教学临床 20 余年，学验俱丰，尤其善于运用中医药防治糖尿病，方教授指出在糖尿病及其并发症诊治方面，既要体现糖尿病及其并发症的共性，也要体现出某一种或几种并发症同时存在的个性，辨证论治，才能制定出切实可行的方案，发现有效方药。其潜心研究将辨病辨证、方药功效以及现代科研成果扩大活用的思维相结合，把糖尿病辨证分为五大证型并自拟的五大糖尿病经验用方在临床上取得一定疗效，并制为院内制剂广泛应用于临床，受到好评。其中丹蛭降糖胶囊、芪归糖痛宁颗粒已获得国家专利,现将其论治糖尿病经验用方总结如下,以飨同道。

1. 热盛伤津证

证候:此型多见于糖尿病早期,症见烦渴多饮,口干舌燥,多食易饥,尿频量多,形体消瘦,大便干燥,舌红,苔黄,脉洪数。方教授指出消渴的病机主要是禀赋不足,阴津亏损,燥热偏盛,且多与血瘀密切相关。初病多以燥热为主,此时病变的脏腑主要在肺、胃。肺主气为水上之源,敷布津液。肺受燥热所伤,则津液不能敷布而直趋下行,随小便排出体外,故小便频数量多;肺不布津则口渴多饮。胃为水谷之海,主腐熟水谷,脾为后天之本,主运化,为胃行其津液。脾胃受燥热所伤,胃火炽盛,脾阴不足,则口渴多饮,多食易饥;水谷精微不能濡养肌肉,故形体日渐消瘦。舌红,苔黄,脉洪数,为热盛伤津之象,此邪热为本,津伤为标,但临床表现主要由津伤直接引发,患者常以口干为第一主诉症状。因此,方教授认为治疗时控制症状重在养阴生津,要使养阴生津疗效持续,就必须同时清除燥热,以使津液不继续被损耗。

治则:清热润燥,养阴生津。

方药:黄地安消胶囊主之。

组方:黄连 9 克,生地黄 15 克,麦冬 12 克,葛根 15 克,枇杷叶 18 克等。剂型为胶囊,口服,每次 2~5 粒,每日 3 次。该方以黄连、生地黄为君药,二药皆苦寒,归肺胃经,二药配用,清肺胃燥热,且生地黄养阴生津。麦冬,味甘性寒,功能养阴清热,生津润燥,为甘凉益胃之上品。葛根甘凉,清热之中又能鼓舞脾胃清阳之气上升,且有生津止渴之功,用治热病伤津口渴,与麦冬合用共为臣药。枇杷叶清降肺胃之气以助葛根、麦冬而止消渴,故为佐药。诸药协力,改善症状,早期防治,预防病变。也体现了吾师中医"治未病"思想灵活应用于临床的实例。

2. 气阴两虚证

证候:糖尿病迁延日久,阴损及阳,津伤则耗气,津液久亏也必伤阴,导致气阴两虚。症见口渴引饮,能食与便溏并见,饮食减少,尿频多如脂膏,或尿甜,精神不振,倦怠乏力,形体消瘦,腰膝酸软,舌质淡红,苔白而干,脉弱或沉细而数。其病机在于阴津亏虚,燥热偏盛,病变脏腑在肺、胃、肾,尤以肾为关键。三脏亦可互相影响,如肺燥津伤,津液失于输布,则脾胃不得濡养,肾精不得滋助;脾胃燥热偏盛,上可灼伤肺津,下可耗伤肾阴;肾阴不足则阴虚火旺,亦可上灼肺胃,终至肺燥胃热肾虚,故"三多"之证常可相互并见。方教授指出消渴虽以阴虚为本,燥热为标,但由于阴阳互根,阳生阴长,若病程日久,耗气伤津,以致气阴两伤。

治则:益气养阴,生津润燥。

方药:芪贞降糖颗粒主之。

组方:黄芪30克,女贞子12克,生晒参9克,黄连5克,山茱萸12克,五倍子6克等。剂型为颗粒剂,温开水冲服,每次1袋,每天3次。

方教授认为本证病机中以阴虚为源。气虚多生于阴虚,但本证患者临床常以气虚症状为主要表现,一般以疲乏无力为第一主诉症状。治疗当益气养阴并举,但养阴重于益气。故方中重用黄芪,大补元气,女贞子滋肝肾之阴,二药配伍,健脾胃,补肝肾,益气养阴,生津止渴,共为君药。生晒参既能补气,又能生津止渴,山茱萸为补肾之良品,二者共为臣药。黄连善清中焦之火,可制约山茱萸之温涩,五倍子酸涩收固,可助山茱萸补肾敛阴,与黄连共为佐药。全方六药协调,益气养阴而治阴虚,生津润燥而清燥热,标本同治,且诸药共济,不仅缓解症状,尚可减少并发症。

3. 气虚血瘀证

证候:消渴日久,气虚无力行血,血行不畅致神疲乏力、气短懒言兼有肢体麻木或疼痛,相当于现代医学的糖尿病周围神经病变。症见神疲乏力、气短懒言兼有肢体麻木或疼痛,下肢紫暗,胸闷刺痛,中风偏瘫,或语言謇涩,眼底出血,唇舌紫暗,舌有瘀斑或舌下青筋显露,苔薄白,脉弦涩。

中医认为消渴久病则正气亏虚,气虚无力推运血脉循行,渐致瘀血阻络,脉络经气不通则麻木、疼痛,其病理基础是气虚日久、血行凝滞、脉络痹阻,其病性为本虚标实,故治疗上既要活血通脉治其标,又要与益气养阴治其本相结合。

治则:益气活血,化瘀通痹。

方药:芪归糖痛宁颗粒主之。

组方:黄芪20克,当归12克,生地黄15克,延胡索12克,葛根10克,鸡血藤10克,威灵仙10克等。剂型为颗粒剂,温开水冲服,每次1袋,每天3次。

本方以黄芪大补脾胃元气、令气旺血行、瘀去络通,当归甘以缓之,故专能补血,辛以散之,故又能行血,补中有动,行中有补,化瘀不伤血,二者同用,治本为主,共为主药;葛根升阳、生津止渴,生地黄清热凉血,养阴生津,助黄芪、当归益气活血生津为臣药;鸡血藤活血补血,延胡索辛散活血、行气、止痛共为佐药。威灵仙,祛风通络、散瘀止痛,能通行十二经脉,有使药物直达病变所在之功,可为使药之用。诸药合用,气血同治,标本兼治,共奏益气活血、通络止痛之功效,寓通于补而补不留瘀,利而不伤正,动静相合,刚柔相济,切合病机,则瘀祛脉通。用于治疗糖尿病周围神经病变所出现的四肢麻木、疼痛、感觉迟钝、酸困、肌肤甲错等证。(芪归糖痛宁颗粒,已获得国家发明专利,专利号:ZL200910117113.9)。

4. 阴阳两虚证

证候:消渴之本在于阴虚,若病程迁延日久阴损及阳,可致阴阳两虚。症见小便频数混浊如膏,甚至饮一溲一,面容憔悴,耳轮干枯,腰膝酸软,四肢欠温,畏寒怕冷,阳痿或月经不调,舌淡苔白而干,脉沉细无力。

肾为先天之本,主藏精。肾阴亏虚,则虚火内生,上燔心肝则烦渴多饮,中灼脾胃则消谷善饥,肾阴阳虚,开阖固摄失权,则水谷精微直趋下泻,随小便排出,故见小便混浊如膏。肾阳虚,气化失职,肾气不固,小便频数清长。肾阳虚衰,温煦失职,不能温暖腰膝,故见腰膝酸软、四肢欠温、畏寒肢冷。阳虚不能温运气血上容于面及耳轮,故见面容憔悴,耳轮干枯。命门火衰,性功能减退,男子可见阳痿。舌淡苔白而干,脉沉细无力是肾阳不足之象。方教授认为因阴阳根于肾,肾精为阴阳生化之本,因肾精不足既可导致肾阴虚为主的证候,也可导致肾阳虚为主的证候。

治则:温阳滋阴固肾。

方药:苁归益肾胶囊主之。

组方:肉苁蓉15克,当归12克,山茱萸12克,淫羊藿9克,泽泻9克,丹皮12克等。剂型为胶囊,口服,每次3~5粒,每日3次。

本方为方教授治疗消渴阴阳两虚证而设,指出瘀血贯穿于消渴病机的始终,肉苁蓉长于补肾壮阳、补益精血;当归,甘辛温,长于补血活血,能逐瘀血,生新血,使血脉通畅,与气并行,川流不息。二药合用可滋阴壮阳兼能活血行血为君药。山茱萸、淫羊藿均为补肾壮阳之要药,二药合用以助君药补阴壮阳,为臣药。丹皮可助君药活血,且与泽泻均性偏寒凉,可佐制君臣药物之温热,共为佐药,使补而不滞,补而不燥。全方六味相配,阴阳并补,阴中求阳,阳中求阴,使阴生阳长,阳蒸阴化,诸症悉除。

5. 气阴两虚夹瘀证

证候:症见形体消瘦,面色少华,自汗盗汗,口渴喜饮,心悸失眠,溲赤便秘,同时伴肢体麻木或疼痛,舌暗红少津,舌有瘀斑或舌下青筋显露,苔薄白,脉细涩。

消渴的病机为燥热伤阴、津液受灼,导致血液黏滞、血行不畅;阴虚日久耗伤正气,导致气阴两虚,气虚无力,加重血瘀;阴损及阳,阳虚则寒,寒凝又可致瘀,阴枯血滞脉涩而瘀。方教授指出阴虚和久病伤气是糖尿病的基本病理变化,而血脉循行又必须建立在阴津充足,气行正常的基础上,故气虚阴亏既是糖尿病的基本病因病机,也是形成瘀血的主要因素。总之,瘀血贯穿整个病程,是消渴常见的病理产物和致病因素。

治则:益气、养阴、活血、化瘀并重,以调理气血运行,改善血液循环。

方药:丹蛭降糖胶囊主之。

组方:太子参 10 克,生地黄 15 克,丹皮 15 克,菟丝子 12 克,泽泻 10 克,水蛭 9 克等药物组成。剂型为胶囊,口服,每次 3~5 粒,每日 3 次。

方中太子参补益脾肾之气,生地黄滋养脾肾之阴,菟丝子补肾固精;丹皮、水蛭行气活血,化瘀通络,使肾络通畅;泽泻清热泻痰浊。全方共奏益气养阴、活血化瘀之功,以达到阴阳平、瘀阻祛、肾脉通之功效。现代药理研究表明,太子参、生地黄、泽泻具有一定的降糖、降压作用;丹皮可抑制环氧化酶反应,减少血栓素 A 的合成,进而抑制血小板聚集;水蛭含有的水蛭素能阻止凝血酶对纤维蛋白原的作用,阻碍血液凝固,防止血栓形成,水蛭还分泌一种组胺样物质,可直接扩张血管,活化纤溶酶,抑制胶原合成,从而降低血黏度,改善血液流变学。(丹蛭降糖胶囊,获国家中药新药开发专项资助,已获得国家发明专利,专利号:ZL200310112845.1)。

传统中医治疗糖尿病,一般多执三消分治之说。吾师认为,古人这种三消分治方法并不完全符合现代糖尿病之实际。从临床实践来看,糖尿病的发病原因除与素体阴亏、禀赋不足的体质因素有关外,其致病因素是综合性的,尤与嗜食肥甘、精神过度紧张及肥胖少动等因素相关,其病理改变涉及气血阴阳和五脏六腑各个系统。中医治疗糖尿病宜以益气养阴,调补脾肾为主,佐以清

诊余心悟

热、润燥、行气、活血、祛痰等,并且参考现代医学治疗糖尿病的经验。此外,吾师还强调应同时注意糖尿病患者心理障碍的治疗,心理障碍的改善对稳定控制血糖有积极作用。

第四节　消　渴　目　病

糖尿病视网膜病变,是糖尿病严重的并发症之一,其主要病理改变为微血管缺血缺氧、血管基底膜增厚、渗透性增加、小动静脉交通支形成,微血管瘤形成后期出现渗出、出血,是糖尿病患者致盲的最常见原因之一。糖尿病患者年龄越大、病程越长,视网膜病变的患病率越高。我国糖尿病患者致盲率较非糖尿病患者高 25 倍之多。糖尿病在眼部除并发糖尿病视网膜病变外,还可并发白内障、青光眼及眼外肌麻痹等。

糖尿病性视网膜病变在古代中医文献中没有明确的称谓,根据证候归属于"云雾移睛""血灌瞳神""视瞻昏渺"等,最新版全国统编中医眼科教材把糖尿病视网膜病变的中医病名定"消渴目病"。

一、消渴目病的西医认识

1. 发病因素

(1)高血脂:近年来的研究发现,高血脂不但是大血管病变的危险因素,也是微血管病变的危险因素。三酰甘油的升高对微血管的损害可能更为重要。

(2)肾功能损害:肾功能下降导致体内有毒物质的蓄积,和高血压一起加重了眼部微血管病变。

(3)高血压:主要引起大血管病变,但对包括视网膜微血管在内的全身器官微血管病变,也是重要因素。

(4)长病程:国外研究表明,糖尿病病程在 10 年以上者患视网膜病变的危险度是 10 年以下者的 8.7 倍。

(5)高血糖:其机制同高血糖导致的泛发性微血管损害。

(6)生长因子:包括血管内皮生长因子血小板衍化生长因子等,在促进糖尿病新生血管形成过程中具有重要作用。

2. 发病机制　尽管对糖尿病视网膜病变发病机制的认识还不全面,但是大规模前瞻性的临床研究已经多次证实,高血糖症和其引起的缺氧引起生化、血管结构以及血液学方面的一系列改变,是目前唯一确切的致病因素。

（1）微血管基底膜的改变:视网膜毛细血管基底膜增厚是糖尿病眼底病变的早期病理变化原因:① 胶原蛋白的基团被糖化;② 基底膜成分的降解速度减慢;③ 胶原蛋白或其他基底膜成分的合成增加。

（2）毛细血管壁内山梨醇沉积:由于山梨醇沉积,导致血管壁内早期处于高渗状态,刺激基底膜进行性增厚,导致细胞损害,结果引起微血管管腔狭窄及微血流紊乱,严重时造成微血管阻塞。

（3）肌醇磷脂代谢影响:肌醇是肌醇磷脂的前体,肌醇浓度降低直接影响肌醇磷脂的代谢。细胞与外环境的相互作用和维持细胞环境的稳定,有赖于完善的细胞信息传递系统。该系统接收的细胞信号与细胞膜表面的特异性受体结合后通过细胞膜内的偶联激活相应的酶,生成细胞的第一信使。高血糖环境可抑制肌醇转运,从而降低周围细胞内肌醇浓度,抑制周围细胞的生长。

（4）血液流变学异常:糖尿病患者在高糖环境下,血小板的黏附和聚集功能亢进、凝血功能亢进,全血黏度增大。由于血浆黏度升高,红细胞沉降率加快,红细胞电泳时间延长,红细胞变形能力下降,致微循环障碍,形成微血栓、视网膜病变。

二、辨证论治

在中医学中,糖尿病视网膜病变的发病机制与消渴相关。金代刘完素在《宣明论方》一书中就曾明确指出,消渴"可变为雀目,或内障",此内障当包括糖尿病视网病变在内。近年许多医者从阴阳气血论述其病机,认为糖尿病视网膜病变的发生发展,现由阴虚发展至气阴两虚终至阴阳俱虚的演变过程,血瘀证贯穿其病程始终。消渴极易并发眼部疾患,历代医家对此亦记载颇多。刘完素在《三消论》中云:"夫消渴者,多变聋盲目疾。"《宣明论方》亦指出消渴日久可"变为雀目、内障"。明代戴思恭《秘传证治要诀》更进一步指出:"三消久之,神血既亏或目无所见,或手足偏废"。李东垣言当归润燥汤可"治消渴,舌上白干燥,眼涩,黑处见浮云"。

中国成年人群的糖尿病总体发病率估计为11.6%,糖尿病的防治已成为中国公共卫生事业需要迫切解决的问题。而糖尿病视网膜病变是糖尿病早期较为严重的微血管并发症之一,是导致失明的重要因素。目前,增殖型糖尿病视网膜病变治疗难度大,且效果欠佳,因此早期防治非增殖型糖尿病视网膜病变是治疗糖尿病视网膜病变至关重要的环节。非增殖型糖尿病视网膜病变是在消渴的基础上发生的,即由阴虚燥热,日久肝血亏损,肾精不足,演变为肝肾阴虚,不能濡养目睛。《灵枢·大惑论》云:"精血亏不能上承于目,则出现视物不明。"明代王肯堂在《证治准绳》曰:"三消久之,精气虚亏,则目无所见。"肝开窍于目,受血而能视。肝藏血,主疏泄,肝气调达,血随气行,目明眼聪;肾藏精,主瞳神,眼目得养,视物精明。可见非增殖型糖尿病视网膜病变与肝肾功能关系密切。复方血栓通胶囊是近年来治疗糖尿病视网膜病变疗效较为确切的中药复方制剂。

三、医案举隅

陈某,女,52岁。2013年3月23日初诊。

病史:双眼视力逐渐下降8年。患消渴12年,平时控制空腹血糖约8 mmol/L。但双眼视力逐年下降,视物模糊,伴眩晕耳鸣,腰膝酸软,舌红,苔少,脉细。检查:右眼视力0.1,左眼视力0.2,均不能矫正;双眼底可见多处微血管瘤及点状出血,未见新生血管及增殖膜。

诊断:消渴目病。

辨证:肝肾阴虚。

治则:补益肝肾明目。

处方:以芪贞降糖颗粒治疗。连续用药2个月,患者双眼视力有所提高。检查:右眼视力0.2,左眼视力0.4,均不能矫正;双眼底微血管瘤明显减少,点状出血基本吸收,未见新生血管及增殖膜。方教授建议患者控制血糖,继服芪贞降糖颗粒,每次1袋,每天3次,定期复诊。随访2年,患者病情稳定。

四、临证体会

方教授根据临床经验总结,研制芪贞降糖颗粒,并广泛应用于临床。安徽中医药大学第一附属医院院内制剂芪贞降糖颗粒中,女贞子药性偏寒凉,归肝、肾两经,能补肝肾之阴,适用于肝肾阴虚所致的目暗不明、视力减退、眩晕耳鸣、腰膝酸软等,为方中君药。山茱萸,药性酸、涩,微温且质润,归肝、肾经,其性温而不燥,补而不峻,益精助阳,平补肝肾为臣药。人参、黄芪性甘,微温,可补气生津,促进精血生成与输布为佐药,气行则血行,气血流行于经络,可无碍于壅滞也。黄连,苦寒清退虚热;五倍子酸涩收敛,固精护阴,共为使药。全方合用,共奏滋养肝肾,目精眼明,疗效确切,值得临床应用。目前,因单方面运用中医或者西医治疗方法治疗效果有限,相关学者正在积极探索多方面联合治疗的效果。中西医结合治疗是目前研究的热点之一,有研究显示补肾活血中药糖视明方与二甲双胍联合治疗气阴两虚型糖尿病视网膜病变患者的疗效明显,视网膜病变的发生率降低,且视力下降程度减轻,通过增加血糖的稳定性,维持视网膜神经节细胞的活力来降低糖尿病视网膜病变患者视网膜的损伤。

第五节　消　渴　痹　病

糖尿病神经并发症是糖尿病最常见的慢性并发症之一,可累及大约50%的糖尿病患者,其临床表现各异,最常见的是远端对称性感觉神经病及糖尿病自主神经病变。糖尿病神经病变严重影响糖尿病患者的生活质量,也是致死致残的重要原因之一。

一、病因病机

中医学认为,本病多系嗜食膏粱厚味,饮食不节,贪杯好饮,加之情志不遂,烦恼过度而致消渴,初期肺胃燥热或湿热内蕴者居多,燥热伤津,津不载血,脉络遇阻,发为血痹;日久耗伤肝肾精血,精血既伤厥阳化风,或内冲胸胁,或手指、足趾麻木、刺痛、灼痛。治法上根据证型不同,常需活血化瘀、补益肝肾。在治疗上应注意化瘀通络,亦可息风通络,通则不痛。

二、辨证施治

1. 肝肾不足证

证候:始觉足趾发冷,渐次麻木,年经月累,上漫致膝,渐至上肢,手指麻木,甚则痛如针刺,或如电灼,拘挛急痛,昼夜疼痛,肌肤干燥,阳事委顿,四末欠温。舌红少苔,脉弦濡。

治法:疏肝养肾,息风通络。

方药:叶氏养营治络汤。

组方:全当归12克,生地黄12克,全蝎4.5克,蜣螂9克,地龙9克,穿山甲9克,制何首乌9克,枸杞子30克,桑葚子30克,怀牛膝12克。

2. 气血两虚证

证候:两足如踩棉花,站立不稳,手指足趾麻木,甚或手指不能摄物,肌肤不仁,触之木然,肌肉瘦癟,且觉无力,张力减退。舌胖嫩红,边有齿痕,苔薄,脉濡细。

治法:益气和营,调养八脉。

方药:黄芪桂枝五物汤。

组方:黄芪30克,白芍15克,桂枝4.5克,白术9克,玉竹9克,锁阳9克,当归12克,穿山甲9克,防己9克,泽泻30克。

3. 湿热伤肾证

证候:四肢懈怠乏力,腿股肌肉无力,甚则步履艰难,广泛的肌无力,肌张力低下。舌嫩红,少苔,或有剥裂,脉细小而数。

治法:清热利湿,补肾填精。

方药:虎潜丸。

组方:龟甲18克,黄柏4.5克,知母9克,地黄12克,当归12克,白芍15克,牛膝12克,杜仲12克,枸杞子30克。

患者除严格控制代谢紊乱外,平时应注意保护患肢,防止冻伤、烫伤及其他生活中的意外伤害;衣着宽松、舒适、吸湿、柔软、合体;在应用西药扩血管、改善微循环药和营养神经代谢的药物的同时可以适当具有活血化瘀、通络止痛功效中药,促进局部血供。

三、病案举隅

孙某,女,77岁。2013年8月6日初诊。

主诉:反复口干多饮伴肢端麻木半年余,加重1周。

病史:患者10年前发现血糖升高,空腹血糖最高9.2 mmol/L,餐后2小时血糖 14.3 mmol/L,曾予以格列齐特缓释片每日 30 毫克口服及阿卡波糖片每次 50 毫克,每日 3 次口服以控制血糖,血糖控制尚稳定,空腹血糖维持在 7.0~7.8 mmol/L,餐后 2 小时血糖控制在 9.5~11.5 mmol/L。近半年来患者自觉口干欲饮,双足趾端麻木,时有刺痛,夜间尤甚,无恶寒发热,无恶心呕吐,无视物旋转,无神昏及二便失禁,遂至我院门诊就诊。刻诊:口干多饮明显,四肢末端时痛,多呈刺痛,下肢为主,入夜痛甚,神疲乏力,自汗畏风,面色少华,无恶寒发热,无恶心呕吐,无视物旋转,纳谷尚可,夜寐欠酣,二便可,舌质淡暗,苔薄白,脉细涩。

西医诊断:2 型糖尿病,糖尿病周围神经病变。

中医诊断:消渴痹证。

辨证:气虚血瘀。

治则:补气活血、化瘀通痹。

处方:补阳还五汤合桃红四物汤加减。生黄芪 30 克,当归 12 克,赤芍、白芍各 15 克,生地黄、熟地黄各 15 克,桃仁 12 克,红花 9 克,葛根 30 克,牛膝 15 克,杜仲 15 克,骨碎补 15 克,伸筋草 15 克,鸡血藤 15 克,炒地龙 15 克,桑枝 30 克,全蝎 3 克,甘草 9 克,14 剂。

二诊:患者四肢末端疼痛感较前明显改善,神疲乏力好转,因患者夜寐欠安,故原方酌加夜交藤 30 克,14 剂。嘱患者控制血糖,注意饮食起居、情志调摄。

三诊:患者诉夜寐好转,四肢末端疼痛感明显改善,夜间疼痛不甚,口干多饮不明显,神疲乏力好转。因患者舌偏红,苔薄白,故原方去红花,加石斛 15 克,14 剂。嘱患者控制血糖,注意饮食起居、情志调摄。继续门诊随访,仍用上方加减,患者至今控制尚稳定。

四、临证体会

《黄帝内经》云"有胃气者生,无胃气者死",所以方教授在处方用药上时时刻刻不忘顾护脾胃之气。消渴痹证患者是久病服药之人,脾胃多虚弱,而"脾为后天之本,气血生化之源",故治疗时自始至终将"健脾益气"的原则贯穿于理、法、方、药之中,喜用姜半夏、陈皮、白术、茯苓等健脾和中之药,以防苦寒之品戕伐胃气,正如近代名医岳美中所言"若医者治慢性病懂得培土一法,则思过半矣"。顾护胃气能使后天资生有源，中气得复，顽疾始有转机。由于痹证发病部位不同，在治疗上亦有所区别，要注意病位相应经脉引经药的使用。如痹在肌表，可选海桐皮、葛根、桂枝等解肌通络之品；痹在血脉，可用地龙、鸡血藤、当归等活血通脉之品；痹在筋骨可选用怀牛膝、川断、伸筋草等透骨入节之品。根据上下肢发病部位不同，选方用药侧重不同。

方教授认为痹证以肌肉、筋骨、关节为主要病变部位。五脏和胃与此密切相关：肝主血，在体合筋，脾在体合肌肉主四肢，肾在体合骨，心主血脉，肺主气，胃为水谷气血之海，五脏合五体。若五脏亏虚，精血不足，筋骨失养，骨节空虚，便可招致外邪聚集而发病，如《济生方·痹》曰："皆因体虚，腠理空疏，受风寒湿气而成痹也。"而外邪侵袭人体，亦可深入脏腑而致痹，如《素问·痹论》所载："五藏皆有所合，病久而不去者，内舍于其合也，故骨痹不已，复感于邪，内舍于肾；筋痹不已，复感于邪，内舍于肝；脉痹不已，复感于邪，内舍于心；肌痹不已，复感于邪，内舍于脾；皮痹不已，复感于邪，内舍于肺。"不同病位有不同的预后，如《素问·痹论》曰："其入五脏者死，其留连筋骨间者疼久，其留皮肤间者易已。"本病由于久病入络，毒邪伤及脾肾之阳，渐致阴阳两虚。方教授应用阴阳双补、解毒通络等大法，方以黄芪、五味子、肉桂、枸杞子、小茴香、覆盆子、菟丝子、茯苓、泽泻、车前子补气健脾，温肾助阳；生地黄、知母、玉竹、地骨皮养阴生津，寓阴中求阳之意，以期"阴平阳秘"；土茯苓、白茅根、榛花、地榆、地龙解毒降糖，利尿通络；以甘草为使调和诸药。诸药合用，直达病所而见效，配灌肠药达到泻毒之目的。

第六节　消渴肾病

糖尿病肾病是糖尿病的微血管并发症，是造成终末期肾脏疾病的主要原因。近年来，糖尿病发病率有明显上升的趋势，因此加强对糖尿病肾病的防治研究显得尤为迫切。糖尿病肾病的发病机制涉及糖脂代谢紊乱、肾脏血流动力学改变、细胞因子作用、氧化应激反应等多个方面。

一、消渴肾病的西医认识

在糖尿病状态下，高血糖以及糖基化终末产物可启动代谢途径参与糖尿病肾病的发生;高血压、血脂代谢异常是加重糖尿病肾病的独立危险因子。它们都可通过复杂的信号传导产生大量的细胞因子及生长因子参与调节糖尿病肾病的发生和发展。

(1) 研究表明,糖复康能显著下调糖基化终末产物的表达,抑制糖尿病时蛋白质非酶糖基化。同时研究发现常规西医治疗加降糖活血利水方能使Ⅳ期糖尿病肾病患者空腹血浆血糖、糖化血红蛋白、平均动脉压、血清总胆固醇、三酰甘油、低密度脂蛋白等显著降低。调节肾脏血流动力学研究表明,糖尿病患者早期即有肾血流动力学改变,并直接参与糖尿病肾病的发生发展,这其中肾小球高滤过起到关键作用。而糖代谢紊乱、血管活性物质的释放等诸多因素的综合作用形成了肾血流动力学异常。

(2) 对血管活性因子的调节研究表明,内皮素-1是迄今所知体内最强的缩血管物质,是导致糖尿病肾病患者肾小球硬化的重要因素。反应蛋白可使肾小球系膜细胞增生,促进糖尿病肾病的发生发展。改善血液黏稠度糖尿病肾病患者因高血糖、胰岛素抵抗等代谢紊乱引起血管内皮损伤和功能障碍,在此基础上 vWF:抗原激活Ⅱ因子,最终使空腹血糖含量增加。血 vWF:抗原和空腹血糖含量明显增高时,导致血液流变学异常,表现为高凝、高黏等,从而加重肾缺血、缺氧,加速肾脏损害。

(3) 调节细胞因子与炎症因子近年研究表明炎症反应是2型糖尿病发生、发展和加重胰岛素抵抗的重要因素,细胞因子及炎症介质介导的炎症反应是糖尿病肾病发生发展的重要途径。炎症机制与其他机制一起,或作为其他机制的下游环节,对肾脏产生损伤,加速糖尿病肾病进展,在糖尿病肾病的持续发展中起着关键作用。

糖尿病肾病属中医消渴范畴,是糖尿病常见的并发症之一,也是导致慢性肾功能衰竭的主要原因之一,其发病率也成逐渐上升趋势。中医在治疗糖尿病肾病方面积累了一定的理论思路和临床用药经验,可改善糖尿病肾病的临床症状,延缓其发病进展,有独特优势。

二、消渴肾病的中医认识

1. 病名的认识　祖国医学将糖尿病肾病归属于肾消、尿浊、癃闭、关格、水肿等范畴。结合现代医学,糖尿病肾病病位在肾脏,从尿量增多、尿微量白蛋白增多到末期肾脏衰竭等一系列表现,均属于肾病范畴,故定名为"消渴肾病"。糖尿病肾病须按照消渴肾病的不同时期所表现的临床症状,诊断指标分类。如患者早期常表现为尿量增加、疲乏无力、腰膝酸软,此时属"消渴"范畴;中期表现为临床蛋白尿,出现水肿、高血压等症状,属"水肿""膏淋"范畴;继续发展出现贫血、低蛋白血症者归属"虚劳"范畴;晚期肾功能衰竭,恶心、呕吐,少尿或无尿,当属"关格"范畴。

2. 病因病机　　消渴肾病的病因病机比较复杂,古代医家探索其发病机制认为,其与气虚、阴虚、瘀血等病理因素有关。消渴肾病的病因主要为素体阴虚,肾阴亏虚则虚火内生,耗伤肾阴,肾失濡养,开阖固摄失权,则水谷精微下泄不得固。消渴肾病的基本病机是气阴两虚,血瘀是在气阴两虚体质下形成的病理改变。阴虚、燥热、气虚、阳虚、痰湿、久病入络等均可成瘀。消渴肾病的核心病机是气阴两虚,肾气亏损,脉络气血运行失和,肾络瘀阻。此外,各大医家认为与脾、肾、三焦有关。三焦肺脾肾决渎不能是也是消渴肾病的基本病机。上焦肺气虚不能通调水道,上源水湿泛滥故多尿;中焦脾阳虚,上不能散精于肺,下不能为肾关致大量蛋白尿;下焦本不固,蒸化无能故尿闭。在《圣济总录》载:"此病久不愈,能为水肿痈疽之病",又载:"消渴饮水过度,脾土受湿而不能有所制,则泛溢妄行于皮肤肌肉之间,聚为水肿,胀满而成水也"。《医宗金鉴·消渴》也指出消渴"若不能食,湿多苔白滑者,病久则转变水肿,泄泻"。消渴日久,脏气衰竭,脾虚不能制水,肾虚不能化气行水,导致水肿为其必然结果,此即所谓"五脏之伤,穷必及肾"。

三、辨证论治

依据临床经验总结分型,消渴肾病以本虚为主者,以标实为主者,需分清浊邪寒湿与湿热的不同。

1. 风水相搏证

证候:眼睑水肿,继则四肢及全身水肿,来势迅速,多有恶寒发热,肢节酸楚,小便不利等症,偏于风热者,伴有咽喉红肿热痛,舌质红,脉浮滑数。偏于风寒者,兼有恶寒咳喘,舌苔薄白,脉浮滑紧。

治则:疏风解表,宣肺利水。

方药:越婢加术汤加减。

组方：麻黄、杏仁、防风、浮萍、白术、茯苓、泽泻、车前子、石膏、桑白皮、黄芩等。

2. 脾肾阳虚，湿浊内蕴证

证候：小便频，量少，畏寒怕冷，腰膝酸软，苔白滑，脉沉细。

治则：温补脾肾，化湿降浊。

方药：温脾汤合吴茱萸汤。

组方：附子、大黄、芒硝、当归、干姜、人参、甘草、吴茱萸、生姜、大枣等。

3. 脾肾亏虚，湿热内蕴证

证候：小便黄赤，腰膝酸软，倦怠乏力，恶心，纳呆，夜寐不安，苔黄腻，脉濡数。

治则：健脾益肾，清热化浊。

方药：无比山药丸合黄连温胆汤。

组方：山药、茯苓、泽泻、熟地黄、山茱萸、巴戟天、菟丝子、杜仲、牛膝、五味子、肉苁蓉、半夏、陈皮、枳实、竹茹、黄连。方中赤石脂有酸涩作用，于此证不利，可去之。

4. 肝肾阴虚证

证候：小便频、量多，色如脂膏，腰酸乏力，口干多饮，脉细数，舌红。水毒内闭，邪陷心包此型最为危重，症见尿少甚则无尿，胸闷心悸，神志昏蒙，恶心呕吐，面白唇暗，四肢欠温，痰涎壅盛，苔白腻，脉沉缓。

治法：温补肾阳，化气行水。

方药：金匮肾气丸加减。

组方：制附子、肉桂、生地黄、山茱萸、泽泻、丹皮、茯苓、黄精。

5. 气阴两虚证

证候：神疲乏力，少气懒言，口干舌燥，腰膝酸软，头昏耳鸣，视物模糊，小便量多，舌嫩少津，脉弦细。

治法：益气养阴。

方药：参芪地黄汤加减。

组方：党参、黄芪、白术、茯苓、枸杞、山萸肉、山药、当归、丹参、熟地黄。

6. 脾肾气虚证

证候：多见于临床糖尿病肾病早期，症见下肢水肿，面色无华，脘闷纳呆，肢重困倦或便溏,舌淡苔白,脉濡细或缓。

治法:益气养血,滋补肝肾。

方药:大补元煎加减。

组方:党参、黄芪、泽泻、茯苓、枸杞、山萸肉、怀山药、当归、丹皮、生地黄、女贞子、牛膝。

四、医案举例

男,55岁,2004年5月29日初诊。

病史:患糖尿病8年。就诊时症见身体消瘦,饥饿感明显,小便频数,浑浊如膏,形寒怕冷,怕热,阳痿不举,腰膝酸软,舌红苔黄有裂纹,脉沉细无力。查空腹血糖14.5 mmol/L,尿素氮8.0 mmol/L,肌酐128 μmol/L,尿糖、尿蛋白(+)。

西医诊断:糖尿病肾病(氮质血症期)。

中医诊断:消渴肾病。

辨证:阴阳两虚兼毒损肾络。

治则:以滋阴补阳为主,兼以解毒通络保肾之法。

处方:土茯苓100克,白茅根50克,地榆30克,生地黄10克,知母10克,玉竹20克,地骨皮20克,枸杞子30克,肉桂10克,小茴香10克,五味子20克,黄芪50克,地龙15克,甘草5克。每日1剂,水煎服。同时外用中药灌肠给药。处方:藿香30克,大黄10克,枳实10克,金银花20克。每晚1次。嘱注意控制饮食,根据体重指数,按日需热量给予饮食。

二诊:2004年6月13日。饥饿感减轻,下肢出现轻度水肿,上方去知母、玉竹、地骨皮,加覆盆子10克,菟丝子20克,茯苓15克,泽泻15克,车前子30克,续服2周,继用灌肠药。

三诊:2004年6月27日。饥饿感消失,怕冷、怕热、腰膝酸软等症状改善。复查空腹血糖6.5 mmol/L,尿素氮6.7 mmol/L,肌酐112 μmol/L,尿糖(-),尿蛋白(-)。病情稳定,建议定期复查。

五、临证体会

糖尿病病变的脏腑主要与肺、脾(胃)、肾相关,尤其以脾肾更为重要。肾为先天之本,主藏精,为封藏之本,脾为后天之本,主运化。先天之精和后天之精是相互资助,相互促进的。先天之精的充沛,须得到后天之精的不断充养,而后天之精的运化,又须借助先天之精活力的推动,故有"脾阳根于肾阳"之说,两者相辅相成,共同维持生命活动。脾为气血生化之源,不论是多食甘美,饮食失节还是情志刺激,暴怒伤肝等,都会使脾胃受损,首先影响运化功能,使脾脏不能散精,不能将水谷之精微上输于肺,肺津干涸,化燥生热,故可见口渴喜饮之症;同时,脾虚不能为胃行其津液,不能滋润于胃,胃阴不足,虚火内生,则消谷善饥;脾虚失其健运,不能转输水谷精微,精浊不分,统摄无权,反而随尿液排出,则出现尿浊、尿甜。脾主升清,脾虚其气不升反而下降,精微物质趋下,故小便频数而量多;水谷精微不能濡养全身肌肉,故形体消瘦。脾虚日久及肾,肾气亏虚,失于封藏,精关不固,精微下泄随小便排出而形成尿浊(即蛋白尿),蛋白尿的出现,是糖尿病肾病临床诊断的标志;消渴日久,累及阳气,肾阳虚弱,失其主水之职,不能蒸腾,气化失常,膀胱开阖不利,水道不畅,故水湿潴留而泛溢肌肤,则出现水肿等症状。水肿的出现常是糖尿病肾病病情加重的重要标志。同时,先天禀赋不足,是糖尿病肾病重要的内在因素,而肾为先天之本,先天之病,当责之于肾,肾为阴阳之地、水火之脏,肾阴、肾阳亦称元阴、元阳,这就相当于西医所讲的遗传因素。

方教授认为糖尿病肾病以虚、瘀、浊为基本病机,虚是以气虚为主,又有气、血、阴、阳不足的区别,以气阴两虚、气血亏虚、肝肾阴虚、脾肾阳虚多见;瘀为络脉瘀滞,有络滞、络瘀、络闭的不同;浊为浊毒内蕴,有湿、浊、毒的不同表现。三者互相影响,兼见而致病。气虚无以固涩,精微渗漏,当益气固涩为重点;阴虚不能濡络,阴虚内热灼伤络脉,当养阴清热;血虚不能养络疏络,则络滞、络损;阳虚不能清化络中浊毒,浊毒内蕴,当温阳化浊、通腑泻浊与活血通络并用;致后期发生浊毒致病,犯胃以治疗呕吐为主,凌心以温阳利水强心为主等。络滞、络瘀、络闭则络脉凝滞,血行不畅,当活血通络、破血逐瘀为治则;进一步发展出现络损而致大量精微渗漏,当养血通络、修复络脉为治则。糖尿病肾病的基本病机为虚、瘀、浊,而虚为基本条件,瘀是核心病机,浊是最终结局。根据糖尿病肾病的发展阶段不同,其治则又各有偏重。糖尿病肾病早期以络滞、络瘀为主,虚证或不明显,当化瘀通络为主,使旧血得去,新血得生,络脉通畅。进一步发展到糖尿病肾病中期,虚逐渐加重,当以补虚为主,根据气、血、阴、阳之不足而设立益气、养阴、养血、温阳治法,分而治之。到终末期肾

诊余心悟

病,以脾肾阳虚、浊毒内蕴为主,当温阳益气以加强浊毒的运化,同时通腑泄浊加强浊毒的排泄。

在糖尿病肾病的漫长发展过程中,先天禀赋不足,后天脾胃受损,容易导致糖尿病肾病,糖尿病肾病伤津耗气日久又伤及脾肾,导致脾肾更加亏虚,阴损及阳,最终导致肾阴阳俱虚证。疾病由脾累及到肾时,疾病已经很严重。《论治要诀》云:"三消久而小便不臭,仅作甜气,在溺中滚涌,更有浮溺如猪脂,此精不禁,真元竭矣。"此时阴阳气血俱虚,这也符合糖尿病肾病由轻转重,由浅入深,"五脏之伤,穷必及肾"的慢性演变过程,也符合中医"久病及肾"的病变规律。

六、三消方脉

1. 肾气丸　源自东汉张仲景《金匮要略》卷下妇人杂病脉证并治方。

组成:干地黄、薯蓣、山茱萸、泽泻、茯苓、牡丹皮、桂枝、附子(炮)。上为末,炼蜜和丸,如梧桐子大。每服 15 丸,加至 25 丸,酒送下,每日 2 次。

主治:男子消渴,肾气不足,腰酸脚软,肢体畏寒,小便反多,以"饮一斗,小便亦一斗"。近代用以治糖尿病肾病属于肾气不足者。

2. 白虎加人参汤　源自东汉张仲景《金匮要略》。

组成:知母、石膏(碎,绵裹)、甘草(炙)、粳米、人参。上 5 味,以水 1 升,煮米熟汤成,去滓。每日分 3 次温服。

主治:消渴胃热炽盛,烦渴多饮,口舌干燥,汗多,消谷善饥。

3. 黄连丸　源自唐代孙思邈《备急千金要方》。

主治:消渴心胃火炽,肺胃津伤,渴饮无度者。

4. 猪肚丸　源自唐代孙思邈《备急千金要方·卷二十一》。

组成:猪肚(制如食法)、黄连、粱米、瓜蒌根、茯神、知母、麦门冬。上 7 味,为末,纳入猪肚中缝塞,安甑中蒸之极烂,趁热于木臼中捣烂,蜜和为丸,如梧桐子大。每服 30 丸,每日 2 服,渐加至 50 丸,随渴即服之。

主治:消渴,强中,消渴燥热烁津,烦渴引饮。

5. 茯神丸　源自唐代孙思邈《备急千金要方卷二十一》。

组成:茯神、瓜蒌根、生麦门冬、生地黄、葳蕤、小麦、淡竹叶(切)、大枣、知母。上咀。以水 3 斗,煮小麦、竹叶,取 9 升,去滓下药,煮取 4 升,分 4 服,服不问早晚,但渴即进。

主治：水肿胀满。

6. 黄芪汤 源自唐代王焘《外台秘要》。

主治：消渴气津两伤，倦怠无力，口渴多饮。

7. 地黄饮子 源自宋代黎民寿《简易方》。

组成：人参（去芦）、生干地黄、熟干地黄、黄芪（蜜炙）、天门冬、麦门冬、枳壳（去瓤，麸炒）、石斛（去根，炒）、枇杷叶、泽泻、炙甘草。上药研为细末。临卧温服。

主治：消渴阳明蕴热，气阴耗伤，口渴烦热，神疲自汗，面红心烦，小便频数。

8. 参苓白术散 源自宋代《太平惠民和剂局方》。

组成：莲子肉、薏苡仁、缩砂仁、桔梗、白扁豆、白茯苓、人参（去芦）、甘草（炒）、白术、山药。上为细末。每服二钱，枣汤调下。

主治：消渴脾阴不足，倦怠乏力，脘腹胀满，少气自汗，不思饮食，大便溏泻，四肢乏力，口干少津者。

9. 六味地黄丸 源自宋代钱乙《小儿药证直诀》。

组成：熟地黄、山萸肉、干山药、泽泻、牡丹皮、白茯苓。上为末，炼蜜为丸，如梧桐子大。每服3丸，空心温水化下。

主治：肝肾阴虚，精血不足，骨蒸潮热，盗汗遗精，肺痿消渴，小儿生长迟滞、囟门不合等。现代药理研究表明六味地黄丸具有增强免疫、降血压、降血糖、改善肾功能、促进新陈代谢等作用。可用于治糖尿病。

10. 清心莲子饮 源自宋代《太平惠民和剂局方》。

组成：黄芩、麦门冬（去心）、地骨皮、车前子、甘草（炙）、石莲肉（去心）、白茯苓、黄芪（蜜炙）、人参。上药锉散。每服9克，用麦门冬10粒，水225毫升，煎取180毫升，去滓，水中沉冷，空腹时服。

主治：酒色过度，上盛下虚，心火炎上，肺金受克，口干舌燥，渐成消渴。近代用以治糖尿病，颇有效验。

11. 鹿茸丸 源自宋代陈言《三因极一病证方论》。

组成：鹿茸、麦门冬（去心）、熟地黄、黄芪、肉苁蓉（酒浸）、山茱萸、补骨脂（炒）、牛膝（酒浸）、五味子、茯苓、玄参、地骨皮、人参。上药为末，蜜丸如梧桐子大。每服30~50丸，米汤送下。

主治：治失志伤肾,肾虚消渴,小便无度,肝血亏虚,四肢抽搐。近代用治糖尿病肾病。

12. 枸杞子丸　源自宋代杨士瀛《仁斋直指方》。

组成：枸杞子、菖胜子、菟丝子、覆盆子、当归、熟干地黄、干山药、白茯苓、白芍药、白术、白蒺藜、牛膝(酒浸)、香白芷、延胡索、荜澄茄、补骨脂。上药捣碎为末,炼蜜和捣二三百杵,丸如梧桐子大。每于空腹时以粥饮送下。

主治：肾消,久渴不愈,精神困乏,小便滑数者。

13. 黄芪汤　源自金代刘完素《宣明论方》。

主治：消渴气津两伤,口渴思饮,形神疲惫。

14. 麦门冬饮子　源自金代刘完素《宣明论方》卷一。

组成：麦门冬、瓜蒌实、知母、炙甘草、生地黄、人参、葛根、茯神。上药研末。每服 15 克,用水 300 毫升,竹叶数片,同煎至 150 毫升,去滓,食后温服。

主治：膈消,燥热久羁,气津两伤,胸满烦心,津液燥少,短气。

15. 生脉散　源自金代张元素《医学启源》。

组成：人参、麦门冬、五味子。长流水煎,不拘时服。

主治：热伤元气,肢体倦怠,气短口渴,汗出不止者。

16. 黄芪六一汤　源自宋代《太平惠民和剂局方》。

主治：治诸虚不足,肢体劳倦,心中烦悸,时常焦渴,唇口干燥,面色萎黄,不能饮食,或先渴而欲发疮疖,或病痈疽而后渴者。

17. 消渴方　源自元代朱震亨《丹溪心法》。

组成：黄连末、天花粉末、人乳汁(或牛乳)、藕汁、生地黄汁、姜汁、蜂蜜。上药共搅拌成膏内服。

主治：消渴上焦燥热,烦渴引饮。

18. 玉泉丸　源自明代龚延贤《万病回春》卷五。

组成：黄连、干葛、天花粉、知母、麦门冬(去心)、人参、五味子、生地黄汁、莲肉、乌梅肉、当归、甘草。加入乳汁、牛乳汁、甘蔗汁、梨汁、藕汁。上先将各汁入蜜 750 克,煎熬成膏,后将各药末和前膏蒸热。每服 75 克,空腹时用清米汤调下。

主治：上消证。消渴气津两伤,口渴饮频,食少乏力,形体羸瘦,小便滑数者。

第三章 女科之道

第一节 多囊卵巢综合征

多囊卵巢综合征是生育年龄妇女常见的一种复杂的内分泌及代谢异常所致的疾病，以慢性无排卵（排卵功能紊乱或丧失）和高雄激素血症（妇女体内男性激素产生过剩）为特征，主要临床表现为月经周期不规律、不孕、多毛和（或）痤疮，是最常见的女性内分泌疾病。

中医学古籍中无多囊卵巢综合征的病名，根据其临床表现可归属于"月经后期""闭经""不孕""癥瘕"等范畴。多囊卵巢综合征是以闭经为主要表现，古人对女子月经产生的机理早有阐述，《素问·上古天真论》曰："女子二七……肾气盛，天癸至，任脉通，太冲脉盛，月事以时下，故有子。"正常月经是要脏腑气血和调，经络通畅，有余之血才能下注冲任胞宫而产生月水。多囊卵巢综合征月事不以时下，甚则闭而不下，是由于任不通冲不盛所致。

一、病因病机

本病主要是由于肾、脾、肝三脏脏腑功能失常，产生痰湿、瘀血等病理产物所致。大多是从脏腑功能失调方面论述，鲜有从冲任二脉切入。而妇科病的机制大多由于冲任损伤，变生诸病。如《诸病源候论》曰："崩中之病，是伤损冲任之脉""冲任气虚，发为胞漏"。《临证指南医案》曰："血海者，即冲脉也，男子藏精，女子系胞，不孕、经不调，冲脉病也。"《妇人秘科》曰："产后恶露不尽及暴崩由冲脉不固起。"冲任损伤则妇人经孕胎产异常。清代徐灵胎《医学源流论·妇科论》曰："凡治妇人，必先明冲任之脉？此皆血之所从生，而胎之所由系，明于冲任之故，则本原洞悉，而后其所生之病，千条万绪，可以知其所从起。"李时珍更明确地指出："医不知此，罔探病机。"

任通冲盛是以脏腑为基础的。脏腑功能失调则任不通冲不盛。脏腑中以肾脾为先后天之本,冲任与之关系密切。肾脏是五脏六腑之本,十二经之根,肾气的盛衰直接影响着冲任二脉,主宰妇女的生长发育和生殖机能。脾为气血生化之源,妇人之经、孕、胎、产是以气血为物质基础。脾肾功能异常影响任通二脉,而在多囊卵巢综合征患者表现为月经失调、不孕、肥胖等症。

脏腑和调,肾气盛,天癸至,任通冲盛,月事以时下,方能摄精受孕。脏腑失和,肾气虚衰,精气血亏少,无余下注荣养冲任胞宫;或因脏腑失调所致痰瘀等阻滞于冲任,精气血下注受阻,而致闭经、肥胖、不孕等多囊卵巢综合征之症状。肾为元阴之本,脾为气血生化之源,而任主一身之阴液,冲为血海,冲任之本在肾:肾虚致精不化血,再加脾虚健运失常,气血生化不足,冲任血海匮乏失养,在多囊卵巢综合征患者表现为闭经、不孕。若素体阴虚者,则表现为形体消瘦,加之脾虚失运,则湿聚生痰,痰(浊)湿易从热化,化生湿热熏蒸肌肤,出现面部油腻、痤疮、多毛等。痰浊湿热阻滞经脉影响气机运行,气行则血行,气滞则血瘀,瘀血阻滞冲任,则冲任疏泄失常,血海不能满溢而致闭经、不孕。

二、辨证论治

本病有虚、实之分,一般以月经稀发、量少、继而闭经、不孕伴头晕耳鸣、腰膝酸软,疲劳过度,生活与环境改变,或久病之后,流产之后,体质尚不够强壮,脾气不足,肾气不足,气不运湿,水湿停聚,湿阻气滞,而血运不畅,湿浊气血,瘀于宫中,使宫内失和,月经迟至,瘀久而经闭者,多属肾虚;可能先天禀赋不足,或久服避孕药,抑制肾气,气化不足,肾不运水,久而伤阳气,肾阳不足以温宫。宫寒血瘀,而至经迟而闭,经闭而不孕;肾阳不足,湿阻痰凝而肥胖,湿阻血瘀而至畏寒肢冷,水肿多毛,周身困重,胸闷泛恶,形体肥胖,多毛体倦,带下量多等症者,多属痰湿;精神紧张,工作压力大,生活不愉快,使肝经气血不畅;或流产之后,妊娠的内分泌环境被动中止,肝肾经气尚未复原;或试管婴儿治疗前激素预备治疗对体内正常内分泌系统的影响;加上如果试管婴儿未成功而带来的心理挫折,都使患者的心理、身体双重紊乱不能迅速恢复。肝郁气滞,血瘀宫内,月经则迟至,甚至闭经,多伴胸胁乳房胀痛,或溢乳,毛发浓密,面部痤疮,口苦心烦者,多属肝气郁结;伴精神抑郁,经行少腹胀痛或拒按,舌边紫暗者,为气滞血瘀。

三、治疗原则

中医对本病的治疗主要以滋肾补肾为主,佐以健脾或化痰、祛瘀、清热。

1. 脾肾气虚,水湿停聚证

证候:常见于病症较轻、尚无临床症状者,或见月经后期,易于疲劳,舌淡胖有齿痕,苔白滑,脉滑细。

治则:益气补肾,健脾祛湿。

方药:金匮肾气方合苍附导痰丸方加减。

组方:熟地黄、山茱萸、山药、杜仲、菟丝子、牡丹皮、泽泻、茯苓、香附、苍术、半夏。

2. 肾阳不足,湿聚痰凝证

证候:月经后期或闭经,四肢不温,畏寒,面色黧黑,痤疮,多见肥胖,下肢水肿,多毛,周身困重,舌淡白或水滑,脉细滑或沉滑。

治则:温补肾阳,祛湿化痰。

方药:二仙汤合桂枝茯苓丸方加减。

组方:仙茅、淫羊藿、枸杞子、巴戟天、艾叶、半夏、桃仁、红花、桂枝、茯苓、川芎。

3. 肝气郁结,瘀血停滞证

证候:焦虑紧张,情绪低落,委屈善哭,乳胀或痛经,痤疮常发于颊侧,头痛,月经迟滞甚至闭经,不孕,舌淡红,苔薄白,脉弦或弦细。

治则:疏肝理气,活血化瘀。

方药:柴胡剂合桃红四物方加减。

组方:柴胡、白芍、当归、枳壳、赤芍、生地黄、川芎、益母草、牡丹皮。

四、医案举隅

关某,女,29岁,已婚。2015年6月25日初诊。

主诉:月经后期5年,未避孕却一直未孕3年。

病史:患者近4年来月经2~3个月一行,有时靠药物治疗方能来潮,月经量少,色暗,夹杂血块,未予重视及治疗。末次月经2015年4月5日,月经量、色、质如前。2012年婚后未避孕却未孕,近1年来体重增加了4千克。平素胸

诊余心悟

闷呕恶、喉间时有痰,困倦乏力,白带稍多,二便正常。曾自测数月基础体温均呈单相,2015 年 5 月 1 日于外院进行性激素测定,结果显示促卵泡生成素 4.5 mU/mL,促黄体生成素 12.36 mU/mL。子宫附件彩超示:双卵巢略增大,多囊样改变。刻诊:身形稍肥胖,腰膝酸软,困倦乏力,纳眠一般,二便可,舌暗淡苔白,脉沉。

西医诊断:原发性不孕;多囊卵巢综合征。

中医诊断:不孕病;月经后期。

辨证:肾虚血瘀,痰湿内阻。

治则:考虑患者长时间月经未至,急则治其标,故先采用中西医结合方法通经。

处方:陈皮 10 克,赤芍 15 克,桃仁 10 克,红花 10 克,当归 10 克,香附 10 克,益母草 10 克,熟地黄 15 克,鸡血藤 30 克,桑寄生 30 克,杜仲 10 克,续断 10 克。共 7 剂,每日 1 剂,水煎服。黄体酮注射液 20 毫克,每日 1 次,共注射 3 日。嘱其每天加强体育锻炼减轻体重,并测量基础体温。

二诊:2015 年 7 月 5 日。服药后,月经于 2015 年 6 月 30 日来潮,5 日干净,量少,色暗红,少量血块。现腰膝酸软,倦怠乏力,胸闷呕恶,纳眠可,大便不爽,舌淡红,苔白腻,脉细。患者月经已来潮,但仍呈现痰湿困脾之象,故去上方桃仁、红花、当归等活血化瘀之品,加用苍术 10 克,茯苓 15 克,白术 10 克,石菖蒲 10 克以健脾燥湿化痰,经后期血海空虚,给予熟地黄 20 克,女贞子 15 克,白芍 15 克,桑椹子 15 克以益肾阴,填精血。处方 14 剂,每日 1 剂,水煎服。

三诊:2015 年 7 月 20 日。腰酸、呕恶较前明显好转,时感肢冷畏寒,舌暗淡,苔白腻,脉沉。于上方基础上加用菟丝子 20 克,肉苁蓉 10 克,巴戟天 10 克,淫羊藿 15 克以滋肾助阳,温痰化饮。处方 14 剂,每日 1 剂,水煎服。

四诊:2015 年 8 月 8 日。月经仍未来潮,少许口干,大便稍干,小便稍黄,乳房胀,舌暗,苔稍腻,脉滑。考虑患者月经将至,故减上方中苍术、茯苓、白术等燥湿化痰之品,酌加泽兰 15 克,当归 10 克,川芎 10 克等活血通经之味,寓通于补,寓补于通,使血海由满而溢。处方 10 剂,每日 1 剂,水煎服。

五诊:2015 年 8 月 22 日。2015 年 8 月 10 日月经来潮,现量较前稍多,但仍少于正常月经量,色稍暗,无血块,上月基础体温仍呈单相,现自觉乳胀明显,治以上方益肾填精之品并加入柴胡 10 克,白芍 15 克,牡丹皮 10 克,郁金 15 克等疏肝之品。处方 5 剂,每日 1 剂,水煎服。继续按上述周期性用药调理 4 个月后,患者基础体温转为双相,月经周期 40 余日 1 次,经量中,色红,嘱其行 B 超检测卵泡发育。患者于 2016 年 7 月受孕。

按语:多囊卵巢综合征的发病机制目前尚不十分明确,多数学者认为,其病因可能与高胰岛素血症和胰岛素抵抗有关。胰岛素样生长因子可引起卵巢分泌雄激素,它可以增强垂体促黄体生成素的释放,加重卵泡发育、成熟的障碍,导致无排卵。方教授认为本病是虚实夹杂的病证,以肾虚为本,痰瘀湿(浊)为标。病机为脏腑经络气血无余可下,导致冲任失于荣养,或脏腑经络气血失调所致病理产物(痰浊、瘀血)直接阻滞冲任,冲任失其通畅。任不通,冲不盛而发为本病。方教授强调辨病与辨证相结合,辨证求因,认为本病的主要病机为正虚邪实、痰瘀互结;根据病因病机,扶正祛邪、调理冲任为主要法则。适时结合西药如人绒毛膜促性腺激素针促进卵泡排出可提高疗效。

五、临证体会

1. 临床表现　每有肾虚。肝肾同居下焦,肝藏血,肾藏精,精血同源互补,肝失疏泄,气郁化火,灼伤肝阴,进而损伤肾阴而见肝肾精血不足,表现为闭经,这是本病患者临床表现每有肾虚见证的重要原因。用药以六味地黄丸加女贞子、生地黄、何首乌、菟丝子、枸杞子、当归等为主。

2. 用药需精细

(1)用药需从肝脾肾论治,温暖中下以治阳微,濡养气血以调阴损。如入脾药类有茯神、茯苓、扁豆、石斛、神曲、佛手柑、佩兰叶、鸡内金、苍术、白术等;入肝药有夜交藤、合欢皮、紫荆皮、鸡血藤、沙苑子、蒺藜、石楠藤、赤芍、白芍等;入肾药有覆盆子、地肤子、蛇床子、淫羊藿、益智仁、仙茅、锁阳、牛膝、五加皮、乌贼骨等。

(2)用药分刚柔、动静、升降、浮沉,要求恰中其病,不能误用或用之太过。刚药用之太过或用之太大则散其气,伤脏腑之阴;柔药误用或用之太过,则伤脏腑之阳,阻其气而凝其邪,邪留则可变为痼疾。如黄体不健的原因是由于经间期重阴转阳阶段,转阳不及,以致阳长不足,证型以肾虚肝郁、肾阳不足为主,用当归芍药散加减,其中当归养血和血,白芍养血柔肝,川芎行气疏肝,茯苓、白术健脾以益生化之源,泽泻利水,诸药共奏养血柔肝之力,使气血充沛、脉络流通、肝气条达。在养血柔肝的同时可再配合补肾之品,起到水能涵木的作用。

（3）用药轻灵,注意弊端。凡药能逐邪者,皆能伤正;能补益者,皆能留邪;能使病邪出于某经者,皆能引邪入于某经。选方遣药必须得当,如用养血滋肾之品时,重剂则阴柔腻滞或误补留邪者,须用轻清透泄之药解救,可酌情选用竹茹、石菖蒲、丝瓜络等。

第二节　高催乳素血症

高催乳素血症又称高泌乳素血症,是一类由多种原因引起的、以血清泌乳素升高及其相关临床表现为主的、下丘脑-垂体轴生殖内分泌紊乱综合征,是临床上常见的可累及生殖、内分泌和神经系统的一类疾患的统称。目前,一般以血清泌乳素水平高于 1.14 nmol/L（25 μg/L）为标准。患者在临床上常可表现为闭经、泌乳、月经频发、月经稀少、不孕、性功能减退、头痛、肥胖等症状。流行病学目前报道的人群发病率差异较大,最常见于生育年龄女性。一般而言,高催乳素血症患者约占育龄妇女的 0.4%,月经异常妇女的 5%,生殖功能异常妇女的 17%。

一、病因病机

高泌乳素血症在中医中并无特定病名,而是根据其主要临床症状,分别归属于“闭经”“不孕症”“溢乳”“月经不调”等范畴,因此多从月经病和溢乳方面探讨其病因病机。《素问·上古天真论》云:“女子七岁,肾气盛,二七而天癸至,任脉通,太冲脉盛,月事以时下。”《难经·三十六难》云:“男子以藏精,女子以系胞。”《傅青主女科》云:“经水出诸肾。”充分认识到月经周期性的建立及妊娠主要是肾-天癸-冲任-胞宫之间机制的建立与平衡,与现代医学的下丘脑-垂体-卵巢-子宫生殖轴一致。“肾为先天之本”故肾虚则不能使“天癸至”冲任失调而致闭经、不孕等,故高泌乳素血症的基本病因是肾虚。中医认为乳房属胃,乳头属肝,月经乳汁均为气血所化生。《女科撮要》云:“夫经水者,阴血也,属冲任二脉所主,上为乳汁,下为血水”。脾为气血生化之源,肝主疏泄,故高泌乳素血症亦与肝、脾有密切的关系。其病因病机主要与肾-天癸-冲任-胞宫生殖轴功能的失调,导致冲任损伤密切相关,还与乳汁与月经关系的紊乱有关。

祖国医学认为月经是天癸、脏腑、气血、经络共同作用于胞宫而产生的生理现象。肾主生殖,肾主藏精,故肾在妇女的经、孕、产、乳的生理状态下起主导作用。祖国医学并认为乳房属胃,乳头属肝,月经、乳汁均为气血所化生,肝经挟胃贯膈布胁肋,经乳头上行巅顶,乳房为阳明所经,乳头乃厥阴所属,妇人乳汁乃冲任气血所化,其排出溢泻均有赖于肝气的条达,疏泄之有度。肝藏血,肾藏精,精血相生,肝肾同源,肝肾同司下焦,"经水出诸肾",冲为血海,任主胞宫,肝肾相交,冲任应之,若肝气调达,疏泄有度,脾胃气血调和,血脉通畅,肾精充盈,冲任通盛,则血海适时溢泻,月水如期而下。经血乳汁同源,俱为精血所化,上为乳汁,下为经血。正如薛立斋所云"血者水谷精微……在妇人则上为乳汁,下归血海为经水",《诸病源候论》认为"冲任之脉,为表里,上充乳汁,下为月经"。

若肝气郁结,或肝经湿热,或怒气上冲则气血运行逆乱,不循常经反随肝气上入乳房化为乳汁;肾水不足,肝木失养,肾虚肝旺,肝之疏泄太过,肾之闭藏失职,气血紊乱或脾胃虚弱,运化失职,水湿停聚为湿为痰,阻滞胞脉或统摄失职,气血紊乱,胞脉不利均致气血逆入乳房化为乳汁。气郁(滞)可致血瘀,痰湿阻滞亦可致瘀,因此,湿、痰、郁、瘀既是上述脏腑功能失常的病因,又是其主要病理产物。月经与乳汁的关系为"经乳同源",同为气血所化,源于脾胃,由冲任总司,其根在肾,其调在肝。该病病因病机较为复杂,涉及肝、肾、脾三脏功能失调,无论肾虚、脾虚均可影响到肝的疏泄功能,气血失调,产生湿、痰、郁、瘀的病理产物,使肾-天癸-冲任-胞宫生殖轴发生紊乱,其中以肝气郁滞为发病的关键,以郁为主要病理环节,肾虚为其基本病机,诸多病因病机常相互作用、相互影响,同时并存,互为因果,使多种临床症状同时出现,最终导致本病发生,这正与现代医学对高催乳素水平可导致下丘脑-垂体-卵巢性腺轴紊乱的认识相一致。

二、辨证论治

治疗多从肝肾论治,以调补肝肾为基本大法,疏肝解郁,补益肝肾,尤重疏肝养肝,佐以健脾。

1. 肝郁气滞证

证候:经期错后、月经量少或闭经,久婚不孕,乳汁自溢或挤压而出,精神抑郁,喜叹息,胸胁乳房胀满疼痛,或少腹胀痛,舌淡红,苔薄白,脉弦。

治则:疏肝理气,活血调经。

方药:逍遥散、柴胡疏肝散、百灵调肝汤、开郁种玉汤等加减。

组方:柴胡、香附、白芍、川楝子、青皮、麦芽等疏肝解郁;当归、牛膝、山楂等活血调经。诸药合用,具有疏肝解郁,调经助孕之效。若肝郁化热,心烦易怒,口渴咽干,宜用丹栀逍遥散加减以清肝泄热。

2. 肝肾亏损证

证候:月经错后、月经量少或闭经,久婚不孕,溢乳,头晕耳鸣,腰膝酸软,精神不振,舌质红,少苔,脉细。

治则:补益肝肾,养血调经。

方药:左归丸、二至丸、一贯煎、归肾丸、养精种玉汤等加减。

组方:熟地黄、山药、山茱肉、菟丝子、枸杞子、桑椹子、女贞子、旱莲草等补益肝肾;白芍、当归、牛膝、山楂等养血调经。诸药合用,具有补益肝肾,调补冲任之效。若肾虚肝郁,喜叹息,胸胁、乳房胀痛,宜用定经汤加减以补肾疏肝。

3. 脾虚湿阻证

证候:形体肥胖,月经错后、月经量少或闭经,久婚不孕,溢乳,带下量多,色白质黏无臭,胸闷腹胀、纳呆便溏,舌淡胖或有齿痕,苔薄白或白腻,脉滑或缓滑。

治则:健脾燥湿,理气调经。

方药:苍附导痰丸、启宫丸、二陈汤、异功散、平胃散等加减。

组方:党参、黄芪、山药、茯苓、神曲、麦芽、香附等健脾理气;苍术、陈皮、半夏、天南星、石菖蒲等燥湿化痰。诸药合用,具有健脾燥湿,理气调经之效。若脾虚血瘀,胸胁、乳房刺痛,宜加用牛膝、丹参、山楂等活血调经。

三、医案举隅

赵某,女,22岁,学生。2015年10月1日初诊。

病史:主因"闭经8月余"就诊于方教授门诊。患者1年前节食减肥,半年体重下降约 15 千克后,出现月经渐少,直至停闭。10 天前就诊于本院,查性激素示:催乳素 3 473.42 mIU/L,磁共振颅脑及垂体动态增强扫描示:① 垂体未见异常;② 大小脑及脑干内未见异常改变。未予药物治疗。5 天前,患者再次至本院复查催乳素为:3 904.08 mIU/L,为求进一步诊治,就诊于本科门诊。刻诊:面色萎黄,神差,消瘦,头晕,疲乏,乳房胀痛,腹胀,眠差,纳差,大小便可,舌红瘦小苔少,乳头无溢乳。身高 163 厘米,体重 45 千克,体重指数16.9。近期无镇静剂、激素类等相关药物服用史。

辅助检查:血常规、肝肾功、甲状腺功能未见异常。妇科 B 超示:子宫大小约 4.1 厘米×3.5 厘米×2.9 厘米,右侧卵巢大小约 2.7 厘米×1.8 厘米×1.3 厘米,左侧卵巢大小约 2.7 厘米×1.7 厘米×1.3 厘米,双卵巢最大卵泡约 0.6 厘米×0.4 厘米。

西医诊断:特发性高催乳素血症。

中医诊断:闭经。

辨证:肝气郁结,脾肾两虚。

治则:疏肝健脾补肾,活血化瘀。

处方:沙参 20 克,麦冬 20 克,枸杞子 10 克,郁金 10 克,香附 10 克,菟丝子 10 克,丹参 10 克,红花 10 克,牛膝 15 克,山药 30 克,佛手 10 克,甘草 10克。同时给患者作了心理疏导,让患者放松心情,保持心情舒畅,加强营养,不可节食、偏食。因患者近期学习课程紧张,没时间来复诊,要求开 1 个月中药,故开了 21 剂。

二诊:2015 年 11 月 2 日。上次服药后于 10 月 28 日月经来潮,量极少。后一直服用上方治疗,11、12 月月经均来潮,末次月经 12 月 25 日,3 天干净,量少,色暗无块,腰酸。头晕、疲乏减轻,食欲较前好转。舌红少苔。2016 年 2月 17 日外院查催乳素降至 1 537.96 mIU/L。治疗:效不更方,上方改沙参为30 克,加入鸡血藤 30 克,益母草 15 克加强养血活血通络的作用。

三诊:2016 年 7 月 1 日。末次月经 6 月 16 日,量较前有所增多,精神明显好转,面色较前红润。复查催乳素 389.6 mIU/L,妇科 B 超示:子宫、卵巢大小正常,双侧卵巢探及数个小卵泡,最大约 0.9 厘米×0.7 厘米。

按语:方教授认为肾虚精血不足为其致病之本,肝气郁结,气血运行失调为其发病的关键,脾虚运化失司,痰湿内生为其致病因素,肝脾肾三脏功能失调所致冲任损伤及肾-天癸-冲任-胞宫生殖轴功能的失调,是高泌乳素血症发病的主要病机。因此高泌乳素血症多是本虚标实的虚实夹杂之证,临证时需辨清标本虚实,内外合治,随证治之。临床上以肾虚肝郁、脾虚痰瘀型为多见,在治疗上当兼顾肾肝脾三脏,当以疏肝理气、补肾健脾、祛瘀化痰为大法。

四、临证体会

1. 心理调护 《黄帝内经·素问》曰:"心者,君主之官,神明出焉。"心者,是人体精神活动的统帅,心理因素在疾病中占有重要的地位,心理状态影响着疾病的发生、发展。在特发性高催乳素血症患者中,无论是疾病的临床症状还是疾病的治疗,通常会对患者造成一定的心理影响,因此在就诊过程中给予适当的心理疏导,显得尤为重要。首先要使患者对自身的疾病有一定的了解,这是对疾病的知情权,但一定要掌握好度,过少或过于详细的对疾病探讨,都不利于临床医师的治疗。其次帮助患者调摄情志,怡情易性,保持心情舒畅,建立乐观向上的心态,诚如《黄帝内经》中言"精神进,志意治,故病可愈"。通过心理调护,使得患者向着脏腑、气血、冲任、阴阳调和的平衡状态发展。

2. 饮食调护 《黄帝内经·灵枢》中有云:"人受气于谷,谷入于胃,以传于肺,五藏六腑,皆以受气。"饮食是人体生命活动的基石,人体从五谷中获取精微,对人体的健康起到重要作用。饮食有节,不宜过食辛辣燥热及寒凉生冷之品,避免饮食不洁及饮食偏嗜,饮食失宜可以造成脏腑功能的失常,蔬菜、水果、肉、蛋、奶均衡摄入。对于特发性高催乳素血症患者,可以炒麦芽泡水代茶饮,现代药理研究证明,麦芽中含有类似溴隐停样物质,具有多巴胺激动剂的作用,通过调节性腺轴功能的紊乱,可以抑制泌乳素的分泌。

3. 生活调护 药王孙思邈有言:"身体常使小劳,则百达和畅,气血长养,精神内生,经络运动,外邪难袭。譬如水流不污,户枢不朽,皆因运动是也。"注重生活,提高生存质量,运动在日常生活中具有重要作用。中医有很多特色运动,如太极、五禽戏等,具有健身强体功效,对疾病有较好的辅助作用。

第三节 月 经 不 调

月经失调也称月经不调,是妇科常见疾病,表现为月经周期、经期或经量的异常,可伴月经前、经期时的腹痛及全身症状。

女性月经生理转变早在《黄帝内经》中便有记载,书中指出,女子二七而天癸至,任脉通,太冲脉盛,月事以时下。关于女性月经不调,沈金鳌在《妇科玉尺》中云:"经贵乎如期,若来时或前或后,或多或少,或月二三至,或数月一至,皆为不调。"《临证指南医案》中有:"女子以肝为先天",妇女以血为重,行经耗血,妊娠血聚养胎,分娩出血,以致女子有余气而不足于血。《灵枢·五音无味》篇提出:"妇人之生,有余于气,不足于血,以其数脱血也。"然血源于脏腑,在脏腑中则与肝脾肾关系密切,其中以肝最为主要。因肝藏血,女子以血为根本,全身各部化生之血,皆藏于肝,其余部分下注血海,而为月经,如《妇人大全良方》所说:"经水者,阴血也,上为乳汁,下为月水。"故前人有"女子以肝为先天"之说。若肝血不足,肝血不疏,肝血不藏,均可导致月经不调。

唐代孙思邈在《备急千金要方》曰:"病若胁下坚,寒热,腹满不欲饮食,腹胀,悒悒不乐,妇人月水不利,腰酸痛,名曰肝虚寒也。"《景岳全书》有云:"经水不调,病多在肾。"调经之要,贵在补脾胃以资血之源:"养肾气以安血之室。"而"脾肾之中,尤以肾为重要"。

一、病因病机

妇人月经不调的病因病机,虽有寒、热、虚、实之不同,但月经不调的病因病机为先天不足、后天失调。肾藏精,精能化气,肾精所化之气称为肾气。肾气包含肾阴和肾阳两方面,主宰着人体生长发育和生殖功能的变化。肾为先天之本,肾气不足、冲任亏虚导致胞宫气血运行不畅,气滞血瘀而导致月经异常。后天七情、劳倦所伤、外感六淫之邪、多产等导致脏腑之气受损,脾、肝、肾三脏功能失常。脾统血、主运化,脾失健运则无以运化水谷精微,使气血生化乏源。肝藏血、主疏泄,肝失疏泄则气血失调,冲任二脉受损。肾藏精、主生殖,肾气亏虚则冲任二脉气血不足,胞宫气血不畅,日久蓄而成瘀而致月经失调。

二、治疗原则

月经不调的治疗原则重在调经。调经的具体原则,有调理气血、补肾、扶脾、疏肝等。

"经水出诸肾",故调经之本在于肾。补肾以填补精血为主,佐以助阳之

诊余心悟

品,使阳生阴长,精血俱旺,则月经自调。扶脾在于益血之源,用药以健脾升阳为主,不宜过用辛燥或甘润之品,以免耗伤脾阴或困阻脾。疏肝以条达肝气为主,目的在于调其疏泄之功,但不宜过用辛香燥烈之品,以免劫津伤阴,耗损肝血。调理气血,当辨清在气在血,病在气者,治气为主,佐以养血活血;病在血者,治血为主,佐以补气行气。上述诸法,又常以补肾扶脾为要。治则以扶正固本、平调阴阳为法。

三、辨证论治

1. 血分热盛证

证候:症见月经先期,或月经量多,颜色鲜红或紫暗,质黏稠,面色红赤,口干渴,喜冷饮,急躁易怒,或有鼻衄,尿黄或黄赤,大便秘结,舌质红,苔薄黄,脉数。

治则:清热凉血,调经。

方药:清经散加减。

组方:牡丹皮 15 克,地骨皮 20 克,青蒿 10 克,黄柏 15 克,白芍 10 克,茯苓 30 克,玄参 10 克,竹叶 10 克,栀子 9 克。

2. 血寒凝滞证

证候:症见月经后期,月经量少,经行不畅,色暗红,质黏稠,或有血块,面色苍白,畏寒肢冷,少腹冷痛或绞痛,得热痛减,舌质淡暗,苔薄白,脉沉弦或弦紧。

治则:温经散寒,活血调经。

方药:温经汤加减。

组方:当归 20 克,川芎 10 克,肉桂 7 克,莪术 5 克,党参 20 克,牛膝 10 克,小茴香 15 克,干姜 10 克,甘草 10 克。

3. 肝气郁结证

证候:症见月经后期,月经涩少,经行不畅,色暗红,或有血块,经前乳房胀痛,两胁及少腹胀痛,急躁易怒,舌质红,苔薄白,脉弦或弦细。

治则:疏肝解郁,调冲行气。

方药:逍遥散加减。

组方:柴胡 10 克,当归 20 克,白芍 15 克,白术 20 克,茯苓 15 克,香附 10

克,青皮 9 克,枳壳 10 克,川芎 10 克。

4. 气滞血瘀证

证候:症见月经后期,经行量少不畅,色紫暗,有血块,少腹胀痛拒按,血块排出后疼痛减轻,两肋及乳房胀痛,急躁易怒,舌质紫暗,或有瘀点、瘀斑,苔薄少,脉弦细或细涩。

治则:行气活血,调经止痛。

方药:桃红四物汤加减。

组方:桃仁 10 克,红花 5 克,川芎 15 克,当归 20 克,白芍 15 克,香附 15 克,延胡索 15 克,鸡血藤 20 克,甘草 9 克。

5. 脾肾阳虚证

证候:症见月经后期,月经量少,色淡红,质稀薄,畏寒肢冷,少腹隐痛,喜温喜按,腰膝酸酸,乏力,小便清长,夜尿频多,大便溏薄,舌质淡,苔薄白,脉沉迟无力。

治则:温补脾肾,调经养血。

方药:毓麟珠加减。

组方:人参 6 克,川椒 6 克,白术 15 克,白芍 10 克,当归 20 克,川芎 10 克,熟地黄 20 克,杜仲 20 克,菟丝子 15 克,炙甘草 6 克。

6. 医案举隅

案例 1:陈某,女,26 岁。2015 年 2 月 8 日初诊。

病史:"月经错后及月经量少 1 年余",患者诉 1 年前因体重增加后出现经期错后,错后 10~15 日,量少,3~4 日干净,腰膝酸痛,经前乳胀,脘腹冷痛,纳食不香,目涩,大便溏,小便正常,舌淡暗,苔白腻,脉沉细无力,末次月经 2014 年 12 月 1 日,就诊时月经仍未来潮。

中医诊断:月经后期。

辨证:肝肾亏虚,肾阳不足。

治则:现在阶段正值经前期,治以温补肝肾为主,兼以健脾化湿理气。

处方:制巴戟天 10 克,肉苁蓉 30 克,淫羊藿 30 克,菟丝子 15 克,盐杜仲 20 克,续断 15 克,生地黄 15 克,熟地黄 15 克,山茱萸 15 克,当归 15 克,柴胡 10 克,牡丹皮 10 克,茯苓 15 克,山药 20 克,焦白术 15 克。7 剂,水煎服,每日 2 次。

二诊：2015 年 2 月 15 日。服药后 3 日月经来潮，目前正值行经期，量不多，伴腹轻痛，怕冷以及腰膝酸痛改善，大便溏减轻，舌淡暗，苔白腻减轻，脉沉细，治之顺应其势，促进月经排出，予以活血养血通经之法。方药如下：当归 15 克，熟地黄 10 克，赤芍 15 克，川芎 15 克，益母草 20 克，醋香附 10 克，桃仁、红花各 10 克，丹参 30 克，鸡血藤 30 克，牛膝 15 克，桂枝 10 克，醋延胡索 10 克，北柴胡 10 克。7 剂，水煎服，每日 2 次。

三诊：2015 年 2 月 22 日。服用二诊汤药后述经量较前增多，伴有黑色瘀血块，脘腹冷痛明显改善，行经持续约 4 日，经后怕冷及腰膝酸痛明显改善，同时患者诉经后乏力、时有汗出，小便频，大便溏，舌淡暗，苔薄腻，脉沉弱无力，考虑患者本次月经排出量大，阴血外溢，阳气亦随阴血外泄，造成气血两伤，其中以阴血亏虚为主，治以养血补肾为要旨，兼以补气健脾。方药如下：紫河车 20 克，枸杞子 15 克，菟丝子 15 克，熟地黄 15 克，黄精 15 克，党参 20 克，茯苓 20 克，焦白术 15 克，覆盆子 20 克，醋五味子 10 克，当归 15 克，续断 15 克。7 剂，水煎服，每日 2 次。

案例 2：李某，女，37 岁。2015 年 4 月 3 日初诊。

病史：患者 2013 年初开始出现月经延期，每次经期推后 5～10 日，月经量少，色暗红，伴痛经，月经期间脐周冷痛，末次月经 2015 年 2 月 14 日，其后月经一直未行，于外院检查未怀孕。刻诊：月经仍未行，怕冷，自觉疲劳，胃纳可，大便秘结，3 日一行，腰部有冷痛感，舌质淡胖，苔薄白，脉沉细。

中医诊断：月经后期。

辨证：阴虚血寒，血瘀凝滞。

治则：温经散寒，活血调经。

处方：当归 15 克，熟地黄 15 克，川芎 9 克，赤芍 15 克，桃仁 9 克，红花 9 克，制香附 15 克，制大黄 5 克，炒枳实 15 克，炒枳壳 15 克，泽兰 15 克，怀牛膝 15 克，月季花 6 克，路路通 3 个，炮姜 9 克。7 剂，水煎服，每日 1 剂。

二诊：2015 年 4 月 11 日。患者服上方 4 剂月经即来，但量少，无痛经。上方去炮姜、泽兰、怀牛膝，继服 1 周。

三诊：2015 年 4 月 17。患者行经 5 日结束，期间无明显腰痛及脐周冷痛，大便通畅，无明显怕冷症状。二诊方去制大黄、炒枳实、炒枳壳，继续服药巩固，期间处方稍作调整，并嘱其少食生冷。

按语：月经不调以月经周期、经期、经间、经量异常为主症,伴随月经周期出现明显症状为特征的疾病,为生育年龄妇女最常见的疾病,妇科病之首。肝性条达升发,疏则经通畅,若木郁气滞,横逆下扰血海,致月经失调;肾藏精,精强盈满,若肾精亏损,则月水日益干涸,渐至闭塞不通;脾为气血生化之源,脾气旺盛,冲任血海得以荫益,若脾失健运,则使血海空虚,月事失调。方教授治疗本病注重整体观念,辨证论治,疗效显著。

四、临证体会

(1) 治本以调经治病求本之法,重在补肾、益脾、疏肝、调理气血。肾为先天之本,"经水出诸于肾",滋肾填精、滋肾阴温肾阳,使阴生阳长,精气俱旺,则月经自调。即便是外邪所致月经不调,待邪气退后,亦应补肾先天。常用熟地黄、枸杞子、鹿角胶、龟胶等滋补肾精;生地黄、熟地黄、龟板、天冬、女贞子、旱莲草、桑寄生等滋补肾阴;附子、肉桂、补骨脂、续断、仙茅、菟丝子、巴戟天等补肾阳。益脾重在补益脾气,或补气以摄血止血,每用党参、黄芪、白术、山药、大枣诸品。疏肝重在调畅气机,调节情志,促进经血循,保持心态舒畅。常用柴胡、郁金、川芎、香附、木香等。调理气血当分调气、调血。调气主要有补气、行气;月经不调之调血当分养血(如当归、白芍、龙眼肉、首乌等)、活血(如桃仁、红花、玄胡、丹参、三棱、莪术、益母草、泽兰、五灵脂、蒲黄等)、凉血(如生地黄、赤芍、丹皮等)、止血(如仙鹤草、地榆、大小蓟、苎麻根、血余炭、茜草等)等之不同。

(2) 主张多法联用调治月经失调,除辨证施治、专方专药外,尚有针刺、灸法、外敷等多种治法。

第四节 脏 躁

脏躁是指由于情志不遂,脏腑功能失调,心失所养,心神不宁而出现精神失常,无故悲伤欲哭,频频呵欠,伸懒腰等症。脏躁首见于张仲景的《金匮要略·妇人杂病脉证并治》,对于本病的描述为"妇人脏躁,喜悲伤欲哭,象如神灵所作,数欠伸,甘麦大甘麦大枣汤主之"。仲景对脏躁的症状及方药进行了简单的描述。明、清代医家把脏躁列入胎产门,使该病的发患者群扩展到了妊

诊余心悟

娠期的女性。明代楼英曾论管伯同治一妊娠妇出现悲伤泪下，视为脏躁，并妊娠期间出现善悲是为妊娠善悲。清代罗国纲认为，妊娠脏躁是由于胎元需要依赖气血，令津液不足够濡养身体百骸，肺主燥，脾为肺之母，理应子虚则补母，不能当作实证论。阐明妊娠脏躁是虚证，更列之于胎孕门中。清代闵纯玺亦赞同妊娠脏躁是因胎前气血雍以养胎使津液不能充润，用甘麦大枣汤外，认为薛立斋用淡竹药汤合八珍汤这个变方是一个前人未发之方，更提到自笑自哭可以用红枣烧再以米酒调服亦可治。清代汪林齐认为孕妇无故悲泣是脏躁，并首次提出孕悲这个名词。清代周贻观认为，若妊娠妇无故悲哭，如遇鬼神悲泣是脏热，脏热与脏躁不同之处是程度上热较躁为深，用淡竹茹汤取其清热化痰，润肺安神作用，与甘麦大枣汤补脾气的作用有不同，显示脏热与脏躁的病机略有不同。

现代医学没有脏躁的病名，根据其症状、体征，多散见于更年期综合征、抑郁症产褥期综合征等疾病中。

一、病因病机

究其本病的成因，乃与七情失调及体质因素有关。精血内亏，五脏失于濡养，五志之火内动，上扰心神，以致脏躁。情志失调，脏腑气机功能紊乱，阴阳失衡是致病的关键。本病始于肝，伤及心脾，累及肺肾，与五脏都有密切关系。脏躁者，脏阴不足也。精血内亏，五脏失于儒养，五志之火内动，上扰心神，以致脏躁。心血不足忧愁思虑，心脾两伤，营血不足；或产后精神创伤，失血过多，心失血养，神不守舍。阴虚火旺情志过激或久郁化火，火灼阴液，上扰心神。痰火上扰素体脏虚或五志过极化火，熬津成疾，痰火上扰清窍。肝肾内亏年近七七，肝肾亏虚，阴阳失调，虚火上扰心神。

二、辨证论治

由于脏躁病的病位在心，以情志所伤，心神失养为其主要发病机制，故对本病的治疗，应以疏肝解郁、养心安神为其基本治则，并贯穿始终。同时注意审证求因，分型论治，并依据虚实夹杂之不同给予适当加减，以增强治疗的针对性，提高疗效。本病因其长期情志失调，或精神刺激等因素，临证时还应根据患者的实际情况，结合心理疗法，使患者正确的认识疾病，解除精神压力或思想负担。

1. 心血不足证

证候：神疲恍惚，喜怒无常，呵欠频频，心烦不安，心悸失眠。苔薄舌淡，脉细弱无力。

治则：养心安神，甘缓和中。

方药：甘麦大枣汤加味。

组方：炙甘草10克，淮小麦30克，大枣10枚，炒枣仁10克，柏子仁10克，生地黄12克，麦冬10克，仇灯心2扎，合欢皮12克，郁金10克。头晕者，加生石决明15克(先煎)，白蒺藜10克；痰多者，加制半夏10克，陈皮6克；哭笑无常者，加菖蒲10克，远志10克。

2. 阴虚火旺证

证候：心烦易怒，夜寐久安，梦多善惊，坐卧不定，时悲时笑，溲赤便秘。苔黄舌红，脉细数。

治则：滋阴降火，平肝清心。

方药：百合地黄汤加味。

组方：野百合30克，大生地黄15克，知母12克，珍珠母30克(先煎)，煅龙骨20克，生石决20克(先煎)，杭白芍15克，麦冬12克，炒枣仁10克，夜交藤15克，怀牛膝10克。胸闷抑郁者，加苏梗10克，合欢皮12克；便秘者，加柏子仁10克，瓜蒌仁10克(打)。

3. 痰火上扰证

证候：心胸痞闷，喉中痰黏，烦乱即怒。甚则狂怒，殴打扯衣弃物，或意识不清，语无伦次。舌质红，脉滑数。

治则：清热涤痰，安神开窍。

方药：温胆汤加味。

组方：制半夏10克，陈皮6克，云茯苓12克，枳实10克，竹茹12克，远志10克，菖蒲10克，郁金10克，生地黄15克，赤芍10克，黄连5克，大枣9枚。痰迷心窍，神识不清者，加猴枣散1.5克(吞)；苔白腻者，加苏合香丸1粒，吞服。

4. 肝肾不足证

证候：神志恍惚，无故悲伤喜哭，不能自控，呵欠频频，彻夜不寐，轰热汗出,心悸神疲。苔薄,脉细。

治则:补益肝肾,平调阴阳。

方药:二仙汤加减。

组方:生地黄 12 克,知母 10 克,黄柏 6 克,仙茅 10 克,仙灵脾 10 克,女贞子 12 克,何首乌 12 克,淮小麦 20 克,炙甘草 10 克,大枣 10 枚。精神抑郁者,加远志 10 克,菖蒲 10 克,郁金 10 克;夜不成寐者,加炒枣仁 10 克,柏子仁 10 克,夜交藤 30 克。

三、医案举隅

吕某,女,32 岁。2014 年 11 月 21 日初诊。

病史:患者素日体质较弱,因产后 10 余日出现情志异常等症状,经当地某中医诊断为"脏躁",予"甘麦大枣汤"治疗,未见明显效果。近期病情加重,故前来诊治。刻诊:患者精神忧郁,烦躁不安,哭笑无常,喜怒不定,呵欠频作,且不能自控,纳呆乏力,夜间少寐,大便秘结,小便如常。舌质淡,苔薄白,脉沉细。

中医诊断:脏躁。

辨证:气血两虚,心神失养。

治则:气血双补,养心安神。

处方:当归 20 g,制何首乌 10 g,川芎 10 g,白芍 10 g,熟地黄 20 g,党参 10 g,黄芪 30 g,白术 12 g,茯神 10 g,合欢皮 10 g,酸枣仁 12 g,夜交藤 10 g,炙甘草 10 g。7 剂,水煎,每日 1 剂,早晚分服。

二诊:2014 年 12 月 2 日。服药 6 剂后,患者精神忧郁、烦躁不安、哭笑无常、喜怒不定、呵欠频作、纳呆乏力,夜间少寐等症状明显好转,大便仍然较秘结。舌质淡红,苔薄白,脉细弱。上方加火麻仁 10 g,继服 12 剂,以期增强润肠通便之功。

三诊:2014 年 12 月 30 日。患者临床症状消失,眠纳可,二便调,嘱再按上方继服 6 剂以巩固疗效。

按语:方教授认为脏躁为情志不畅,肝郁日久,郁而化火,伤阴耗液,以致心脾气血两虚,终久及肺肾,以肾阴虚为主。脏躁的发病有程度轻重不同,轻者病程较短,仅在情志明显变化时发病,主要表现为精神抑郁,悲忧欲哭,神疲乏力,欠伸频作,不经治疗便很快自行缓解,重者病程较长,在上述临床表现后出现烦躁不宁,喜怒无常,精神恍惚不定,甚而手舞足蹈,每遇精神刺激而加重,待诱发因素消除后,心神惑乱等症状仍可持续存在,自行缓解较慢。治疗应以脏腑辨证为主,辅以心理疏导,方能提高疗效。

四、临证体会

(1) 善用补肾阳,滋肾阴药补肾阳药物具有体内拟雌激素样作用,在治疗围绝经期综合征的抑郁和骨质疏松有较好的疗效。如鹿茸中的脂溶性成分雌二醇为鹿茸雌激素样作用的有效成分;紫河车含绒毛膜促性腺激素;淫羊藿能增强下丘脑-垂体-性腺轴及肾上腺皮质轴、胸腺等内分泌系统功能;巴戟天有促肾上腺皮质轴激素样作用;补骨脂有雌激素样作用调节神经血液系统,促进骨髓造血,增强免疫和内分泌功能,具有延缓衰老作用。巴戟天多糖有抗抑郁的作用。巴戟天、补骨脂、蛇床子等有预防骨质疏松的作用。

(2) 鼓励音乐运动疗法通过音乐和运动,可疏通经脉、行气活血,使神经内分泌系统得到有效调节,能改善卵巢内分泌功能,维持体内一定的雌激素、孕激素水平并促进心血管系统功能,改善全身血液循环以及心脑血管的血供;还可以帮助强筋健骨、强骨生髓、增加肌肉关节活力;轻松的节奏运动由身体的轻松运动带动了心理的轻松,让人心旷神怡;悠闲的运动使人心平气静,神意内敛,宁静安神,十二经脉、奇经八脉通达调和,气血顺畅,使身体各部分保持充分的潜力和良好的功能,达到身心和谐、充满活力的最佳境界,以上作用均有利于改善围绝经期症状。

第五节 郁 证

郁证是由于情志不舒,气机郁滞而致,以心情抑郁、情绪不宁、胸部满闷、胁肋胀痛,或易怒欲哭,或咽中如有异物梗阻等为主要表现的一类病证。

中医郁证理论最早见于《黄帝内经》,《黄帝内经》的郁证理论包括五郁论和情志致郁。《素问·六元正纪大论》论述了五运之气太过与不及导致土郁、金郁、水郁、木郁、火郁的情况。《素问》中谈及了情志致郁,导致人体气机不通。《素问·通评虚实论》云:"隔塞闭绝,上下不通,则暴忧之病也。"《素问·

举痛论》指出："思则气结"，"思则心有所存，神有所归，正气留而不行，故气结矣"。《素问·本病论》曰："人或恚怒，气逆上而不下，即伤肝也。"汉代张仲景《金匮要略·脏腑经络先后病脉证》强调"若五脏元真通畅，人即安和"，并载有属郁证的百合病、脏躁等病证。宋代陈言在《三因极一病证方论》中最早提出了情志致郁的理论，阐述了"郁不离乎七情"的观点。元代朱丹溪《丹溪心法》在综合七情六淫等内外病因的基础上，进一步提出了"气、血、火、食、湿、痰"致郁的六郁之说。张从正在《儒门事亲·九气感疾更相为治衍》中归纳了怒、喜、悲、思、惊之气的病证，并提出了以情治情的方法治疗情志疾病的理论。明代虞抟《医学正传》首次将"郁证"作为一个独立的病名提出，这标志着郁由明以前的病机概念变成了一个独立的疾病，郁理论出现了又一次范式转换。明代龚廷贤《万病回春》所说"郁证者，郁结而不散也"，即凡属郁结之病，皆可归入郁证，包括情志，也包括气血痰火等致病因素。明代张景岳《景岳全书》进一步提出："凡五气之郁，则诸病皆有，此因病而郁也：至若情志之郁，则总由乎心，此因郁而病也"。清代张璐《张氏医通》卷三言：郁证多缘于志虑不伸，而气先受病。清代叶天士《临证指南医案》对郁病的病机认识深刻，认为郁则气滞，气滞久必化热，热郁则津伤。初病在气分，久病在血分。

　　总结各医家的观点，郁证不是单一的一种或是一类疾病，而是在疾病的发展过程中，出现脏腑气血紊乱、抑遏不出的症状。广义上，郁证泛指由外感六淫、七情内伤等多种因素引起的脏腑气机不和，从而导致多种病理产物滞塞和郁结之证。狭义上，仅指因情志因素而导致的气机阻滞，情志失常。

　　近代以来，由于西医学的传入和中西医结合的发展，郁证理论受到了西医精神病学的影响，并在其基础上进行了理论重构。从某种意义上说，现代中医郁证类似于西医学中的抑郁症和神经症，主要包括焦虑症、恐惧症、强迫症、疑病症、神经衰弱等。

一、病因病机

　　郁证是由情志不畅导致气滞，气滞又对人体脏腑气机和血液、津液运行产生影响而成郁证。

　　一是外生诸邪，如外感六淫，寒热交替的变化，引起内外失和而积聚于体内：或是厚食肥甘，当化不化，停滞不通，久而成火、痰、湿等，则生郁证。二是以朱丹溪为代表的医家认为"气血冲和,万病不生,一有佛郁,诸病生焉",指出人体气血津液的代谢失常,痰、湿等滞留于体内是郁结的根本所在。三是认为情志抑郁是郁证主要的致病因素。正如宋陈无择言:"七情,人之常情。动之则先自脏腑郁发,外现于肢体,为内所伤。"叶天士在《临证指南医案》中也提及:"盖郁证全在病者能移性易情"。

本病病变部位主要在肝,可涉及心、脾、肾。七情所伤,情志不遂,导致肝气郁结,郁久而化热,热扰心神;或肝郁犯脾,脾虚不运,津液失布凝而为痰,气郁化火亦可炼津为痰,痰气交阻,扰乱心神;或忧思气结,气滞血瘀,瘀而化热扰神;或气郁日久,暗耗阴血,肝阴血不足无以藏魂,筋脉肌肉失养,或肝郁脾虚,生化无源,气血不足,心神失养;或火郁伤阴,肾阴被耗,损肾伤精则脑髓失养;或肾阴不足,水火失济,心肾不交。因此,本病初期主要以肝郁气滞为主,渐则痰凝、血郁、化热,后期以气血不足、阴虚火旺为主,病位主要在心、肝、肾,尤以肝为甚,肝郁化火是病机的关键。

二、辨证论治

借鉴明清医家疏肝解郁的治法和肝主疏泄情志理论的影响,认为郁证以心、肝、脾为主要病位,治疗分虚实两端。实证以疏肝理气为主,并应根据是否兼有血瘀、痰结、湿滞、食积等分别采用活血、降火、祛痰、化湿、消食等法。虚证以补益心脾为多,或养心安神,或滋养肝肾。虚实夹杂者,又当兼顾。

1. 肝气郁结证

证候:精神抑郁,情绪不宁,胸部满闷,胸胁胀痛,痛无定处,脘闷嗳气,不思饮食,大便不调,苔薄腻,脉弦。

治则:疏肝解郁,理气畅中。

方药:柴胡舒肝散加减。

组方:陈皮 12 克,柴胡 12 克,川芎 12 克,香附 15 克,枳壳 15 克,芍药 15 克,甘草 6 克。

2. 气郁化火证

证候:性情急躁易怒,胸胁胀满,口苦而干,或头痛,目赤,耳鸣,或嘈杂吞酸,大便秘结,舌质红,苔黄,脉弦数。

治则:疏肝解郁,清肝泻火。

方药：丹栀逍遥散加减。

组方：白术 12 克,柴胡 12 克,当归 12 克,茯苓 15 克,甘草 6 克,牡丹皮 15 克,山栀 15 克,芍药 15 克。肝郁气滞较甚者,加香附 15 克,郁金 12 克,陈皮 12 克以疏肝解郁;血虚者,加熟地黄 20 克以养血。

3. 痰气郁结证

证候：精神抑郁,胸部闷塞,胁肋胀满,咽中如有物梗塞,吞之不下,咯之不出,苔白腻,脉弦滑。

治则：行气开郁,化痰散结。

方药：半夏厚朴汤加减。

组方：半夏 8 克,厚朴 12 克,茯苓 15 克,生姜 6 克,苏叶 12 克。气郁较甚者,加香附 12 克,郁金 12 克助行气解郁之功;胁肋疼痛者,加川楝子 12 克,延胡索 12 克以疏肝理气止痛;咽痛者,加玄参 10 克,桔梗 10 克以解毒散结,宣肺利咽。

4. 心神失养证

证候：精神恍惚,心神不宁,多疑易惊,悲忧善哭,喜怒无常,或时时欠伸,或手舞足蹈,骂詈喊叫,舌质淡,脉弦。

治则：甘润缓急,养心安神。

方药：甘麦大枣汤加减。

组方：甘草 10 克,小麦 15 克,大枣 10 克。阵发性身热,脸赤,汗出者,加麦冬 15 克以养心止汗;心烦不眠者,加百合 15 克,酸枣仁 20 克以养肝宁心;呵欠频作属于心肾两虚者,加山萸肉 15 克,党参 15 克以补养心肾。

5. 心脾两虚证

证候：多思善疑,头晕神疲,心悸胆怯,失眠,健忘,纳差,面色不华,舌质淡,苔薄白,脉细。

治则：健脾养心,补益心血。

方药：归脾汤加减。

组方：白术 15 克,当归 15 克,茯苓 15 克,黄芪 20 克,远志 15 克,龙眼肉 15 克,酸枣仁 15 克,党参 15 克,木香 6 克,炙甘草 6 克。

6. 心肾阴虚证

证候：情绪不宁,心悸,健忘,失眠,多梦,五心烦热,盗汗,口咽干燥,舌红少津,脉细数。

治则:滋养心肾。

方药:天王补心丹合六味地黄丸加减。

组方:柏子仁 15 克,玄参 10 克,五味子 10 克,天冬 10 克,酸枣仁 20 克,生地黄 20 克,麦冬 10 克,桔梗 10 克,茯苓 15 克,当归 10 克,丹参 12 克,远志 15 克,山药 10 克,山萸肉 10 克,泽泻 12 克,丹皮 12 克。

三、医案举隅

案例 1:刘某,女,35 岁。2013 年 2 月 5 日初诊。

病史:心烦失眠 3 年,加重 1 年。患者 4 年前因工作压力,出现夜不能寐,每晚仅睡 3~4 小时。间断服用安定片,可睡 4~5 小时。情绪易激动,曾被诊断为抑郁症,未服用抗抑郁药。近 1 年来,心烦失眠加重,易惊易醒。伴见多疑,健忘,烦闷欲哭,喜往外跑。纳差,口微渴,二便可。月经紊乱 6 月,末次月经 2013 年 1 月 16 日,量少,色红,无块,无痛经。舌红、苔薄黄白相间,脉弦细。

诊断:郁证。

辨证:肝郁化火,热扰心神。

治则:疏肝解郁,清火安神。

处方:柴胡疏肝散加减。香附、远志、酸枣仁各 15 克,柴胡、郁金、当归、赤芍、枳壳、丹皮、栀子、山楂各 10 克,龙胆草 5 克,炙甘草 6 克。7 剂,水煎服,每日 2 次。

二诊:2013 年 2 月 12 日。药后睡眠好转,不服用安定片可每日睡 3~5 小时,多梦易醒,心情烦躁减轻。纳可,少腹有憋胀感,月经未至。大便偏稀,便前有腹痛,舌红苔薄白,脉弦细。

上方去龙胆草,加夜交藤 15 克,麦冬 10 克,桃仁、红花各 6 克。7 剂,水煎服,每日 2 次。如月经量多,暂停服用。

三诊:2013 年 3 月 5 日。服药 2 剂后,月经 2 月 17 日至,量多,色红,无块,无痛经。现烦闷减轻,睡眠每日 4~5 小时,不需服用安定片,睡着后较前踏实,醒后自感脑子清醒,思维清晰。纳可,大便偏稀,日 1 次。舌淡红、苔薄白、脉弦细。初诊方去山楂、龙胆草:加茯神、桂圆肉各 12 克,大枣 2 个,生姜 2 片为引。14 剂,水煎服,每日 2 次。

诊余心悟

四诊：2013年4月1日。心情明显好转，愿意与人交谈，不服用安定片，睡眠可达5~7小时。3月份月经推后2天，于年3月19日来潮，至25日完，量中、色暗红，无血块，行经第1天腹痛。舌淡红苔薄白，脉弦数。初诊方去山楂，加莱菔子12克，10剂，水煎服，每日2次。药后，烦闷消失，睡眠好转，心情平稳如常人。

案例2：王某，女，25岁，工人。2014年9月15日初诊。

病史：为心下痞满，时而欲呕、眩晕，两肋痛胀、惊悸不眠，时而悲伤欲哭。曾经各医院治疗近两月，效不显。患者面色萎黄，神情呆滞，脉弦略滑，苔薄白腻，舌红润。

诊断：郁证。

辨证：肝郁气结，痰湿中阻，胃失和降，痰热上扰。

治则：平肝和胃，化痰清热宁神。

处方：温胆汤加味。广陈皮12克，枳实9克，半夏9克，茯苓15克，竹茹9克，丹参15克，枣仁15克，钩藤12克，珍珠母30克，郁金9克，甘草6克，14剂，水煎服，每日2次。

二诊：2014年10月2日。服上方后，痞满欲呕、眩晕、失眠等症较前好转，腻苔已退。上方更加小麦30克，大枣5枚，续服。患者来门诊4次，服中药15剂（10日后改为隔日1剂）自觉症状大部分消失。

按语：经过临床实践，方教授提出郁证的辨证是临床难点，常常虚实相兼，诸证交融，加之证型的不断演变，对医者提出了很高的要求。尤其是抑郁症患者，初期不认为自己患病，等到确诊已经是中后期了，给治疗带来了更多困难。故郁证的治疗，治本是关键。中医有"急则治其标，缓则治其本"之说，更有"治病必求于本"之训。对郁证辨证施治，不仅要善于运用药物，而且还要主动巧妙地与患者沟通，尤其需要运用心理疏导法，使患者打开心结，正确对待疾病，树立康复自信，配合治疗，有时会起到事半功倍之效。

四、临证体会

（1）郁证的发生与七情有密切关系，七情虽由五脏所主，但与心关系最为密切。由于所愿不遂、精神紧张等因素，损伤心气，耗伤心血，导致心失所养，神失所藏；再者，肝与心为母子关系，木火相生，有病可互相影响，肝火亦可引动心火,导致心神被扰。心主血脉,肝主疏泄,气血运行有赖肝气的条达,肝气郁滞也会影响心血畅行,致心神被郁。此外,若木不生火,肝胆气虚不能涵养心气,则心神失养,表现为胆小、怕事、易受惊吓等。所以,郁证的治疗必定涉及治心。方中可适当配伍酸枣仁、远志、龙骨、合欢皮、栀子等以清心火,安心神,通心窍,且安神与解郁开窍药配伍应用,有利于协调阴阳,使郁证所见之神志病症更易去除。

(2)郁证日久,气机不畅,气血亏虚或痰瘀阻络,使脑神失衡,脑髓受损,加之郁证疾病本身致五脏神失常用,患者自身对不良情志刺激的承受能力较差,所以会出现一些较严重的神志失调症状,如悲观厌世、喜怒无常等。中医学认为,肾主骨生髓通脑,肾气充实则精充髓盛,脑海得充,脑神得养。另外,肾气旺则鼓舞肝胆之气,使肝疏泄畅达,气郁得开,气机得畅,神气自爽。阳气振奋也有利于促进痰、湿、瘀等阴寒邪气的消散。故在治疗较顽固的郁证时,根据病情常适当加用淫羊藿、肉苁蓉等温肾之品。

诊余心悟

第四章 瘿 瘤

关于瘿病的记载,我国最早出现在公元前3世纪。战国时期的《庄子·德充符》即有"瘿"的病名。而《吕氏春秋·季春》篇所说的"轻水所,多秃与瘿人"不仅记载了瘿病的存在,而且观察到瘿的发病与地理环境密切相关。《诸病源候论·瘿候》指出了瘿病的病因主要是情志内伤及水土因素,认为:"诸山水黑土中,出泉流者,不可久居,常食令人作瘿病,动气增患。"《备急千金要方》及《外台秘要》对含碘药物及用甲状腺做脏器疗法已有相当认识,记载了数十个治疗瘿病的方剂,其中常用的药物有海藻、昆布、羊靥、鹿靥等药。《圣济总录·瘿瘤门》云:"石瘤、泥瘤、劳瘤、忧瘤、气瘿是为五瘿。石与泥则因山水饮食而得之,忧、劳、气则本于七情。"是从病因角度对瘿病进行了分类。《三因极一病证方论·瘿瘤证治》提出瘿病可分为石瘿、肉瘿、筋瘿、血瘿、气瘿。《本草纲目》明确指出了黄药子有"凉血降火,消瘿解毒"的功效。《外科正宗·瘿瘤论》指出瘿瘤主要由气、痰、瘀壅结而成,采用的主要治法是"行散气血""行痰顺气""活血散坚",该书所记载的海藻玉壶汤等方,至今仍为临床所习用。《杂病源流犀烛·颈项病源流》指出,瘿又称为瘿气、影袋,多为气血凝滞,日久渐结而成。

情志内伤使肝气失于条达,气机郁滞,则津液输布失常,易于凝聚成痰,气滞痰凝,壅结颈前;饮食及水土失宜影响脾胃的功能,使脾失健运,不能运化水湿,聚而生痰,还可影响气血的正常运行,致气滞、痰凝、血瘀壅结颈前则发为瘿病。妇女的经、孕、产、乳等生理特点与肝经气血有密切关系,素体阴虚之人与瘿病有密切关系。

瘿瘤的病因主要包括以下几个方面。

1. 情志内伤 忿郁恼怒或忧愁思虑日久,肝气失于条达,气机郁滞,则津液不得正常输布,易于凝聚成痰,气滞痰凝,壅结颈前,则形成瘿病。正如《诸病源候论·瘿候》说:"瘿者,由忧恚气结所生""动气增患"。《重订严氏济生方·瘿瘤论治》说:"夫瘿瘤者,多由喜怒不节,忧思过度,而成斯疾焉。大抵人之气血,循环一身,常欲无滞留之息,调摄失宜,气凝血滞,为瘿为瘤。"

2. 饮食及水土失宜　饮食失调,或居住在高山地区,水土失宜,一是影响脾胃的功能,使脾失健运,不能运化水湿,聚而生痰;二是影响气血的正常运行,致气滞、痰凝、血瘀壅结颈前则发为瘿病。《圣济总录》所谓的"泥瘿"即由此所致。《诸病源候论·瘿候》谓"饮沙水","诸山水黑土中出泉流"容易发生瘿病。《杂病源流犀烛·颈项病源流》也说:"西北方依水聚涧之民,食溪谷之水,受冷毒之气,其间妇女,往往生结囊如瘿。"均说明瘿病的发生与水土因素有密切关系。

3. 体质因素　妇女以肝为先天,妇女的经乳、孕、产、乳等生理特点与肝经气血有密切关系,遇有情志、饮食等致病因素,常引起气郁痰结,气滞血瘀及肝郁化火等病理变化,故女性易患瘿病。另外,素体阴虚之人,痰气郁滞之后易于化火,更加伤阴,常使病机复杂,病程缠绵难愈。

气滞、痰凝、血瘀壅结颈前是瘿病的基本病机。本病初期多为气机郁滞,津凝痰聚,痰气搏结颈前。日久则引起血脉瘀阻,进而气、痰、瘀三者合而为患。

本病的病变部位主要在肝脾,与心有关。肝郁则气滞,脾伤则气结,气滞则津停,脾虚则酿生痰湿,痰气交阻,血行不畅,则气、血、痰壅结而成瘿病。瘿病日久,在损伤肝阴的同时,也会伤及心阴,出现心悸、烦躁、脉数等症。

本病的病理性质以实证居多,久病由实致虚,可见气虚、阴虚等虚候或虚实夹杂之候。在本病的病变过程中,常发生病机转化。如痰气郁结日久可化火,形成肝火亢盛证;火热内盛,耗伤阴津,导致阴虚火旺之候,其中以心肝阴虚最为常见;气滞或痰气郁结日久,则深入血分,血液运行不畅,形成痰结血瘀之候。重症患者则阴虚火旺的各种症状常随病程的延长而加重,当出现烦躁不安、谵妄神昏、高热、大汗、脉疾等症状时,为病情危重的表现。若肿块在短期内迅速增大,质地坚硬,结节高低不平者,可能恶变,预后不佳。

第一节　气　瘿

气瘿是以颈前漫肿,边缘不清,皮色如常,按之柔软,可随喜怒而消长为主要表现的甲状腺肿大性疾病。俗称"大脖子"病，相当于西医的单纯性甲状腺肿。本病多流行于缺碘的高原山区，如云贵高原及陕西、山西、宁夏等地；但平原地带亦有散发。相当于西医的单纯性甲状腺肿。气瘿多由情志抑郁，气结不化，津液凝聚成痰，气滞血瘀，气、痰、瘀三者互结于颈部而成；或由外感六淫之邪，山岚沙水病气侵犯；或水土不宜导致气血郁滞，经络阻塞而成本病。

此病相当于西医的单纯性甲状腺肿，其病因有三类：① 甲状腺素原料（碘）的缺乏；② 甲状腺素需要量的增高；③ 甲状腺素合成和分泌的障碍。而碘的缺乏是引起单纯性甲状腺肿的主要因素。

一、病因病机

1. 肝郁气滞　忧虑气结，情志抑郁，肝失调达，肝郁气滞，横逆犯脾，脾失健运，痰浊内生，则痰气互结，循经上行，结于喉结之处而成。

2. 水土因素　居住高山地区，久饮沙水，入于脉中，搏结颈下而成。

3. 肾气亏损　妇女经期、产后、绝经期，肾气受损，正气不足，外邪乘虚侵入，亦能引起本病。

气瘿从颈块的形态上可分为弥漫性和结节性两种。弥漫性肿大者颈部两侧呈弥漫性肿大，但仍显示正常甲状腺形状。结节性肿大常一侧较显著，囊肿样变结节若并发囊内出血，结节可在短期增大。一般来说，弥漫性肿大者肿势逐渐增大，边缘不清，无疼痛感，皮色如常，按之柔软，有的肿胀过大而呈下垂，感觉局部沉重。结节性肿大者，结节常为多个，表现凹凸不平，随吞咽上下移动。若肿块进一步发展可成巨大甲状腺肿，并压迫气管、食道、血管、神经，产生一系列压迫症状：气管受压，发生呼吸困难；压迫食道，引起吞咽不适；压迫颈深静脉，面部呈青紫色水肿和颈、胸有浅静脉曲张；压迫喉返神经，出现声音嘶哑。结节性甲状腺肿可继发甲状腺功能亢进，也可发生恶变。

二、辨证论治

本病多与情志内伤、居住地区水质过偏有关。治疗一般采用内治法，以疏肝解郁、化痰软坚为主。肝郁气滞证，治宜疏肝理气、解郁消肿，方用四海舒郁丸加减；肝郁肾虚证，治宜疏肝补肾、调摄冲任，方用四海舒郁丸合右归饮加减。瘿肿过大出现压迫症状和结节性甲状腺肿者，以手术治疗为宜。

1. 肝郁气滞证

证候：颈部弥漫性肿大，边缘不清，皮色如常，质软不痛，随吞咽而上下移动；瘿肿过大时有沉重感，或伴有呼吸困难，咽下不适，声音嘶哑；舌淡红，苔薄，脉弦。

治则：疏肝理气，解郁消肿。

方药：四海舒郁丸加减。

组方：青木香、陈皮、海蛤粉、海带、海藻、昆布、海螵蛸。

2. 肝郁肾虚证

证候：颈粗瘿肿，皮宽质软；伴神情呆滞，倦怠畏寒，肢冷，性欲下降；舌淡，脉沉细。

治则：疏肝补肾，调摄冲任。

方药：四海舒郁丸合右归饮加减。

组方：青木香、陈皮、海蛤粉、海带、海藻、昆布、海螵蛸、熟地黄、山药、山茱萸、枸杞、炙甘草、杜仲(姜制)、肉桂、制附子。

3. 气血瘀结证

证候：甲状腺明显肿大，按之较硬或赤脉显露，胸闷气短，或声音嘶哑，舌质暗、苔薄黄，脉沉涩。证候分析：气血互结，瘀久化毒，致甲状腺肿；气郁痰结或腺肿巨大，压迫气管、声带而胸闷气短、声音嘶哑。脉沉涩为有血瘀之象。

治则：行气活血，散结消瘿。

方药：活血散瘿汤加减。

组方：人参、白芍、当归、熟地黄补气养血；川芎、丹皮、红花活血；昆布、青皮、木香、陈皮理气消瘿。结块较硬及有结节者，可加黄药子、三棱、莪术、露蜂房、丹参、甲珠等以增强活血软坚、消瘿散结作用。

三、医案举隅

案例1：蒋某，女，23岁。2015年8月5日初诊。

病史：以颈部弥漫性肿大、乏力六月余，加重1月余为主诉。咽喉不适，声音嘶哑。纳可、偶有便秘。月经周期推迟，量少，色暗红，痛经(-)。甲状腺肿大，质软，压痛(-)。舌质淡黄，舌苔薄，脉弦细。甲状腺功能示：促甲状腺激

诊余心悟

素 0.110 4 mIU/L,甲状腺过氧化物酶抗体 264.89 IU/mL,抗甲状腺球蛋白抗体 83.94 IU/mL。

西医诊断：单纯性甲状腺肿。

中医诊断：气瘿。

辨证：肝郁肾虚。

治则：疏肝补肾,调摄冲任。

处方：

(1)甲巯咪唑 5 毫克,每日 1 次。

(2)麦冬 15 克,山萸肉 15 克,皂角刺 12 克,当归 15 克,茺蔚子 12 克,桑椹 15 克,白术 20 克,藿香 15 克,佩兰 12 克,薄荷 10 克,山药 20 克,百合 20 克。水煎服,每日 1 剂,21 剂。

二诊：患者上述方药服用 3 周后,咽喉不适、声音嘶哑、便秘等症状较前好转。颈部仍有肿大。舌淡苔薄白,脉弦。甲状腺功能示：促甲状腺激素 1.893 5 mIU/L,甲状腺过氧化物酶抗体 199.32 IU/mL,抗甲状腺球蛋白抗体 23.72 IU/mL。上方去薄荷、佩兰,加昆布 10 克,陈皮 12 克以理气消瘿。水煎服,每日 1 剂,14 剂。随访半年,上述症状基本缓解。

案例 2：梁某,女,28 岁。2015 年 11 月 18 日初诊。

病史：患者自述颈部肿大,咽喉肿痛,声音嘶哑。于 2014 年 11 月 5 日。以乏力、畏寒、面色少华 1 年余,加重 1 个月为主诉,1 年前无明显诱因下自觉全身倦怠乏力,畏寒,少汗,1 个月前上症加重,且纳差腹胀。刻诊：乏力、畏寒、头晕、纳差、腰膝酸软、夜尿频多、夜寐差。月经周期推迟,量少,色淡,痛经(-)。

中医诊断：气瘿。

治则：清热解毒,活血化瘀散结。

处方：单味颗粒剂。金银花、白芍、丹参、地肤子、炙甘草、皂角刺、当归。因为外地患者就诊不易,每日 1 剂,水冲服,60 剂。

二诊：患者述咽喉肿痛、声音嘶哑较前好转。方药：减金银花、地肤子,加山慈菇、浮小麦。每日 1 剂,水冲服,30 剂。

三诊：患者述颈部不适感减退。方药：减皂角刺、山慈菇,加浙贝母。每日 1 剂,水冲服,30 剂。随访半年,上述症状基本缓解。

四、临证体会

1. 结合灸法 可结合艾火灸辅助治疗。如实证,可取穴:合谷、风池、天容、天突、足三里。配穴:突眼者,加天柱;肝火甚者,加阳陵泉、太冲;心悸者,加内关、神门;痰湿者,加阴陵泉、丰隆;失眠者,加胆俞、心俞;潮热者,加大椎、劳宫。艾条悬灸每穴 5~10 分钟,每日 1 次,或艾炷灸,每穴 3~5 壮。如虚证,可取穴:内关、神门、关元、照海、三阴交、心俞、廉泉、天容。配穴:便溏者,加天枢、脾俞;心悸失眠者,加肾俞、太溪。以艾条悬灸,每日 1 次,每穴 5~10 分钟,或艾炷灸,每穴 3~5 壮。

2. 预防为主 对于气瘿应以预防为主,保持精神愉快,防止情志内伤以及针对水土因素,注意饮食调摄,是预防甲状腺肿的两个重要方面。在地方性甲状腺肿好发地区应采用食盐加碘的方法,食盐中加碘化钠或碘化钾,以保证每人每日摄入 100~200 克的碘为宜。经常使用含碘丰富的海产品;同时注意自己的饮食习惯,尽量做到多种蔬菜混食。患者应在适宜的环境中休息,并做一些适度的运动,不受寒冷、感染和创伤,避免精神刺激,则可有效地预防甲状腺肿的发生。

第二节 瘿 痈

瘿痈,是由于风温、风火客于肺胃,或内有肝郁胃热,积热上壅,灼津为痰,蕴阻经络,以致气血运行不畅,气血痰热凝滞于肺胃之外系,结于喉部而成。多见于中年女性。发病前 1~2 周多有咽痛、鼻塞、头痛、全身酸痛等上呼吸道感染史。此病相当于西医的急性甲状腺炎。

一、病因病机

1. 外感风温、风热 风邪犯上,热性上炎,易于侵犯颈喉,以致局部经络阻塞,气血凝滞,而形成肿胀结块;不通则有疼痛;又邪热淤阻,可以化热、腐肉、成脓;风热犯于肺卫,故有发热、乏力等表证可见。由于放射线大剂量辐射,这种放射性的温热属性物质,可直接杀伤甲状腺组织,以致热毒壅滞于甲状腺组织之中,壅滞又可化热,而热毒炽盛,则邪热入血,故不仅有局部的肿胀、疼痛,而且可以毒邪内扰,耗伤气阴,损害脏腑。

2. 脾肾气虚,外感风痰 卫气根源于下焦,生发于中焦,脾肾气虚,则卫气不足,故卫外不固,而易于感受风热痰邪。另一方面,脾肾气虚则水湿不运,蕴而化痰。外感之风热痰与内生之湿痰相结合,搏于颈喉甲状腺而发生肿块和疼痛。又因素体阳气不足,故邪气凝滞不能从热而化而成结节;或阳气进一步损伤,出现阳虚证。但是极少数病例也可以化热,而出现气阴两伤。

3. 气阴两伤 因外感风温热邪或内伤感邪等均可以耗伤气阴。若素体偏于阳气虚,则成为阳气虚弱证,而出现阳虚生寒的机体能量代谢不足的甲状腺机能减退症。若素体偏于肝肾阴亏,则易成为阴虚火旺证,而多出现心火亢盛、肝胃火热的机体能量代谢过旺的甲状腺机能亢进症。

4. 寒痰凝滞 素体肾阳不足,易于外感寒痰之邪,或内因脾肾气化不利而内生痰邪,均可循经结于颈喉,而成形甲状腺的慢性结节性肿块。

二、辨证论治

1. 外感风温风热证

证候:风邪犯上,热性上炎,易于侵犯颈喉,以致局部经络阻塞,气血凝滞,而形成肿胀结块;不通则有疼痛;又邪热淤阻,可以化热、腐肉、成脓;风热犯于肺卫,故有发热、乏力等表证可见。

治则:疏风清热化痰。

方药:牛蒡解肌汤合五味消毒饮加减。若已成脓则用仙方活命饮加减。如放射性甲状腺炎或病毒性甲状腺炎,出现毒热内扰等症,可用普济消毒饮加减。常用化痰消肿药有天竺黄、胆南星、川贝母、竹茹等;常用清咽护膈药有山豆根、马勃、射干、藏青果、桔梗等。

2. 脾肾气虚兼外感证

证候:卫气根源于下焦,生发于中焦,脾肾气虚,则卫气不足,故卫外不固,而易于感受风热痰邪。另一方面,脾肾气虚则水湿不运,蕴而化痰。外感之风热痰与内生之湿痰相结合,搏于颈喉甲状腺而发生肿块和疼痛。又因素体阳气不足,故邪气凝滞不能从热而化而成结节;或阳气进一步损伤,出现阳虚证。但是极少数病例也可以化热,而出现气阴两伤。

治则：补益脾肾，化痰理湿。

方药：参苓白术散合二仙汤、二陈汤加减。可加白芥子、猫爪草、莪术、全蝎、香附等加强化痰散结。

3. 气阴两伤证

证候：因外感风温热邪或内伤感邪等均可以耗伤气阴。若素体偏于阳气虚，则成为阳气虚弱证，而出现阳虚生寒的机体能量代谢不足的甲状腺功能减退症。若素体偏于肝肾阴亏，则易成为阴虚火旺证，而多出现心火亢盛、肝胃火热的机体能量代谢过旺的甲状腺功能亢进症。

治则：补气养阴。

方药：方选生脉饮加减，酌加化痰散结之品。另外偏阴虚火旺者，宜养阴降火，方选知柏地黄汤加减，酌加泻脏腑热毒之药及益气之品。偏于阳虚寒滞者，宜益肾温阳，方选右归丸加减。

4. 寒痰凝滞证

证候：素体肾阳不足，易于外感寒痰之邪，或内因脾肾气化不利而内生痰邪，均可循经结于颈喉，而成形甲状腺的慢性结节性肿块。

治则：宜温阳散寒化痰。

方药：阳和汤合二陈汤加减。可加橘核、荔枝核、香附、穿山甲、丹参、红花等加强散结。

三、临证体会

瘿痈一病的病证包含很多，病因病机很复杂。本病既有实证、虚证，也有虚实夹杂之证。如化脓性、放射性、病毒性的瘿痈多出现实热风痰证，自身免疫性瘿痈主要表现为脾肾气虚兼感风痰之证，放射性瘿痈和病毒性瘿痈，早期都可出现甲状腺功能亢进症，后期又可出现甲状腺功能减退症，故临床辨证为气阴两伤证。早期热毒盛，伤阴为主，为阴虚毒热的甲状腺功能亢进症；后期因热邪耗气伤阳，或阴损及阳，而表现为阳气亏损的甲状腺功能减退症。纤维性甲状腺炎和部分病毒性甲状腺炎的后遗症，都可形成阳气亏损、寒痰凝滞的质地坚硬的结节。将各种瘿痈的证候分类辨证，就能得出比较符合中医科学理论的治疗法则和方药。

诊余心悟

第三节　石　瘿

石瘿,是以颈前肿块坚硬如石,推之不移,凹凸不平为主要表现的恶性肿瘤。好发于40岁以上的妇女,本病较常见,约占全身恶性肿瘤的1%。石瘿病名,指瘿之坚硬如石者,出自《备急千金要方》。

颈前肿块于初期较小,每被忽视,偶然发觉时肿块即质硬而高低不平。肿块逐渐增大,吞咽时肿块上下移动度减少,晚期常压迫气管、食管、神经,出现呼吸困难、吞咽困难或声音嘶哑。石瘿也有由肉瘿多年不愈,突然迅速增大变硬,生长迅速恶变而成者。

石瘿相当于西医的甲状腺癌。病理方面可分为:① 乳头状腺癌,为最常见的甲状腺癌,多见于青年女性。此型生长缓慢,属低度恶性,转移多在颈部淋巴结。② 滤泡状腺癌,多见于中年人。此型发展较迅速,属中度恶性,主要转移途径是从血液到达肺和骨。③ 未分化癌,多见于老年人,此型发展迅速,属高度恶性。发病早期即可发生局部淋巴结转移,或侵犯喉返神经、气管或食管,并常经血液转移至肺、骨等处。④ 髓样癌,此型恶性程度中等,较早出现淋巴结转移,且可血行转移到肺。

一、病因病机

甲状腺的部位属任脉所司,又有多经络所络属,其病因病机复杂而涉及多脏腑多经络之病变。从临床症状其肿块坚硬如石、生长缓慢等来分析,其肿块当属阳虚寒凝所至,其体质可能偏寒,肾阳肾气不足,以致冲任二脉运行失常,在各种致病因素作用下而引起局部瘀结。

1. 外感热毒　如感受性质为温热的放射线或其他温热邪毒。

2. 饮食不节　如多见于低碘饮食,亦可由高碘引起及其他膏粱厚味、辛辣炙煿之品所致,以致脾失健运、湿痰内生。

3. 肝肾亏损　可由先天肝肾不足或后天损伤(如房劳等原因),以及郁怒伤肝耗伤精血,肝失所养而易于气滞气郁;另一方面,肾气亏损,则气化不利,而水湿易于停滞,则郁气、郁湿、郁痰内生。

4. 痰毒瘀变　上述各种致病因素,都可生成痰毒,而循经瘀结于颈部喉头,但因素体阳气不足,故不从热化,而是引起甲状腺组织痰毒瘀变。即上述各种致病因素作为触发因子,引起甲状腺细胞内的 DNA 特性改变,作用于下丘脑和垂体,分泌更多的具有刺激甲状腺增生作用的促甲状腺激素作为促进因子,能促使病变的发展或导致细胞突变,而发展为具有自主生长性的甲状腺癌。这一过程可称之为痰毒瘀变。痰毒瘀变可产生下列病理变化。

（1）气郁痰凝:因肝失所养,以致疏泄不畅,或痰毒瘀阻气机,均可产生气机郁结,气机郁结又可进一步生痰,这种病理变化主要表现于局部更明显。因气郁痰凝的继续发展,而肿块增大、结硬。

（2）气血瘀滞:因痰毒瘀结,阻滞了气血的运行,而使甲状腺组织气血瘀滞,并与痰互结,多种病理产物复合积聚,故肿块增长快,坚硬如石。表面高低不平、疼痛,并有压迫症。

（3）气血耗伤:因痰毒瘀变可以使部分气血转变为瘀毒,而且痰毒之邪尚可抑制脾胃化生气血,都可导致气血耗伤。一方面气血转化为瘀毒而使肿块增大、变硬,另一方面由于气血亏损、毒邪聚积而发生全身性恶病质症。

（4）阴虚火旺:病变发展至晚期,邪毒进一步耗伤气阴;或经放疗、化疗、手术创伤等,均可损伤阴血物质,而阴虚则火旺,出现阴不潜阳的全身性症状。

二、辨证论治

本病多因情志内伤,痰浊、瘀毒三者痼结,上逆于颈部而成。痰凝毒聚证,治宜化痰软坚、消瘿解毒;痰郁气结证,治宜疏肝理气、化痰散结;毒热蕴结证,治宜清肝解郁、散结化毒;瘀热伤阴证,治宜和营养阴。石瘿一经确诊,即宜早期施行根治性切除术,未分化癌则采用放射线外照射。

引起石瘿的外感热毒、饮食不节、肝肾亏损等原因都可以生成痰毒,结于喉头,发生痰毒瘀变的病理变化,而痰毒瘀变又可发生痰凝毒聚证、痰郁气结证、毒热蕴结证、瘀热伤阴证四大病证。

1. 痰凝毒聚证

证候:既往有肉瘿病史,多年存在的颈部肿块,突然迅速增大,质变硬,表面凹凸不平,吞咽时上下移动受限;舌淡,苔薄腻,脉弦滑。

治则:化痰软坚,消瘿解毒。

诊余心悟

方药：海藻玉壶汤加减。

组方：海藻、昆布、贝母、半夏、青皮、陈皮、当归、川芎、连翘、甘草。

2. 痰郁气结证

证候：颈部单发肿物，质硬如石，表面不平，皮色如常，肿物随吞咽上下移动明显受限；伴胸闷气短，呼吸发憋；舌苔薄白，舌质有瘀斑，脉弦细。

治则：疏肝理气，化痰散结。

方药：通气散坚丸加减。

组方：陈皮、半夏、茯苓、甘草、石菖蒲、枳实(炒)、人参、胆南星、天花粉、桔梗、川芎、海藻、当归、贝母、香附、黄芩(酒炒)。

3. 毒热蕴结证

证候：颈部肿块，坚硬如石；情绪易于激动，心悸易惊，烦躁，多汗；舌红少苔，脉弦数。

治则：清肝解郁，散结化毒。

方药：清肝芦荟丸加减。

组方：川芎、当归、白芍、生地黄(酒浸，捣膏)、青皮、芦荟、昆布、海粉、甘草节、牙皂、黄连。

4. 瘀热伤阴证

证候：晚期石瘿，或溃破流血水，或颈部他处发现转移性结块；伴形倦体瘦，或声音嘶哑；舌紫暗，或见瘀斑，脉沉或涩。

治则：和营养阴。

方药：通窍活血汤合养阴清肺汤加减。

组方：赤芍、川芎、桃仁、红枣、红花、老葱、鲜姜、麝香、黄芩、黄连、银花、连翘、石膏、人中黄、生地黄、玄参、白芍、浙贝、木通、桑叶、薄荷、鲜芦根。

三、临证体会

（1）石瘿发病性别差异较大，女性明显高于男性。近年研究显示，雌激素可影响甲状腺的生长。主要是促使垂体释放促甲状腺激素而作用于甲状腺，因而当血清雌激素水平升高时，促甲状腺激素水平也升高。至于雌激素是否直接作用于甲状腺尚不明确。甲状腺癌组织对女性激素具有较活跃的亲和性。女性激素是否作为甲状腺致癌因素之一，有待进一步研究。

（2）在一些石瘿患者中，常可见到一个家族中一个以上成员同患此病。文献报道甲状腺乳头状癌发病比例中家族性占 5%~10%，通过对 10 号染色体 RET 突变的基因检测，有助于家庭成员中基因携带者的诊断，可考虑对其进行预防性手术治疗；来源于滤泡旁 C 细胞的家族性甲状腺髓样癌亦不少见，占所有髓样癌的 25%，可单独发生或与其他家族性癌症综合出现，如 Gardner 综合征及多发性错构瘤综合征。

四、其他疗法

（1）外治法可用阳和解凝膏掺阿魏粉敷贴。

（2）手术治疗石瘿一经确诊，宜早期施行根治性切除术。

（3）放射治疗放射线外照射适用于未分化癌；放射性同位素碘治疗适用于治疗甲状腺癌远处转移，一般需先切除全部甲状腺。

第四节　瘿　气

瘿气，指由于素体阴虚，肝郁化火，气滞痰结所致，以汗多心悸，易饥消瘦，手指震颤，急躁易怒，眼球外突及颈前肿大为特征的病证。

甲状腺功能亢进症等出现类似证候时，可按本节论治。

一、病因病机

1. 体质因素　先天禀赋不足，天癸虚弱；情志不遂，气郁痰结；郁而化火，更伤肝阴；素体阴虚，津液亏少，更易于结痰化火，使病程缠绵；较男性而言，女性更易患瘿气。

2. 情志失调　忧思郁虑，恼怒太过；气机郁滞，凝结生痰；气郁痰结，壅于颈前；其消长又与情志变化有关。

3. 基本病机　素体阴虚，疏泄失常，气郁化火，津烁为痰，造成气郁痰凝化火。病位在颈前，但病变脏腑与肝肾关系最为密切，又涉及心胃。

若阴津更亏，火炽愈甚，复伤津液，造成阴衰阳亡。初起为实证（气郁），日久火热炽盛（化火），进而更伤阴液，导致肝肾阴虚，胃阴受损，心阴耗损，甚至气阴两虚，最终阴衰阳亡。

二、辨证论治

本病以养阴清热、解郁化痰为基本治则。

1. 气滞痰凝证

证候：烦热,手指震颤,颈前肿胀,两目外突,烦躁易怒。兼次症：胸闷胁痛,攻窜两肋,精神抑郁,双乳胀痛,女子月经不调,或心悸,多食易饥,恶热出汗。舌质淡红,舌苔白腻,脉弦或弦滑。

治则：疏肝理气,化痰散结。

方药：逍遥散合二陈汤加减。

组方：逍遥散,柴胡疏肝解郁,当归、白芍养血调肝,白术、茯苓、甘草理脾运湿。二陈汤,法夏、陈皮燥湿化痰,茯苓、甘草理脾运湿。颈前肿胀明显,胸闷、胁痛甚者,加川楝子、枳壳、瓜蒌;恶心欲呕者,加竹茹、生姜;热扰心神,烦热心悸者：生地黄、丹参、夜交藤等;双乳胀痛,月经不调：加香附、郁金、益母草;腹胀便溏者,加陈皮、砂仁、薏苡仁、茯苓。

2. 肝火旺盛证

证候：烦躁易怒,恶热汗多,消谷善饥,面部烘热,手指震颤,眼突颈大。兼次症;常夹口苦咽干,头晕目眩;或渴欲冷饮,大便秘结;或心悸胸闷;或失眠、女子月经量少及衍期等;舌质红,舌苔黄,脉弦数。

治则：清肝泻火,消瘿散结。

方药：龙胆泻肝汤加减。

组方：龙胆草清泻肝胆湿热,栀子、黄芩辅以清热泻火,木通、泽泻、车前子通利水道,导湿下行;生地黄、当归养血益肝,以防阴血之伤;柴胡疏肝解郁,引药归经肝胆;甘草调和诸药,防苦寒伤胃之弊。可加消瘰丸、夏枯草养阴清热,化痰散结;易饥多食者,加石膏、知母、玉竹;烦躁易怒、头晕目眩、面部烘热者,加夏枯草、白蒺藜、菊花;便秘者,加大黄或增液承气汤或当归龙荟丸等;热郁生风、手指颤抖者,加石决明、珍珠母、钩藤;热扰心神者,重用生地黄、加酸枣仁、夜交藤、丹参。

3. 阴虚火旺证

证候：心悸汗出,多食易饥,消瘦,五心烦热,烦躁失眠,手颤,眼突颈胀。兼次症：或饥不欲食,口干;或头晕乏力,目干而赤,胸胁胀满;或女子月经衍期,量少,闭经;舌质红,舌体小,或舌体颤动,苔少,脉弦细数。

治则:滋阴降火,消瘿散结。

方药:天王补心丹加减。

组方:地黄、玄参育阴清热,壮水制火;天冬、麦冬养阴以增阴液;丹参、当归补血运血;人参、五味子、柏子仁、酸枣仁、远志、朱砂补心气,养心神;桔梗上行为佐药。阴虚明显、口干咽燥者,加枸杞子、何首乌、龟板;肢动手颤,舌体颤动者,加白芍、白蒺藜、钩藤等;烦热多汗者,加丹皮、浮小麦、五味子等;月经不调者,加玄参、阿胶、益母草等。

4. 气阴两虚证

证候:心悸怔忡,汗出气短,手足心热,手指震颤,颈大眼突,饥不欲食,消瘦。兼次症:神疲乏力,失眠,虚烦潮热;或渴不欲饮,大便溏薄;或头晕耳鸣,腰酸齿摇;舌质红,或淡红,苔少,脉弦滑细而无力,或细数无力,或缓而无力,或结代促。

治则:益气养阴消瘿散结。

方药:生脉散加味。人参甘温,益气生津;麦冬清热养阴;五味子生津敛汗滋肾。气短乏力明显、汗多者,可加党参、黄芪、白术、浮小麦等;阴虚明显、口干咽燥、手足烦热者,加玄参、女贞子、龟板、地骨皮等;脾虚为主者,加山药、四君子汤、补中益气汤;肾虚明显者,合六味地黄丸;久病夹瘀者,加丹参、桃仁、红花、三七等。

三、临证体会

1. 关注妊娠期甲状腺功能亢进　妊娠期甲状腺功能亢进主要有两种情况,一是妊娠合并甲状腺功能亢进。正常妊娠时由于腺垂体生理性肥大和分泌胎盘激素,可有高代谢症群表现,如率可增至 100 次/分,甲状腺也稍增大,基础代谢率在妊娠 3 个月后较前增加 20%~30%,由于雌激素水平增高,血中甲状腺素结合球蛋白相应增高,凡此均易与甲状腺功能亢进混淆。如患者体重不随妊娠月份而相应增加,或四肢近端肌肉消瘦,或休息时心率在100 次/分以上应疑为甲状腺功能亢进。如游离三碘甲腺原氨酸、游离甲状腺素升高,促甲状腺激素<0.5 mU/L 可诊断为甲状腺功能亢进。如同时伴有眼征、弥漫性甲状腺肿、甲状腺区震颤或血管杂音,血兴奋性促甲状腺激素受体抗体阳性,

在排除其他原因所致甲状腺功能亢进后,可确诊为格雷夫斯病。本病和妊娠可相互影响,甲状腺功能亢进可引起早产、流产、妊娠毒血症或死胎,而妊娠时可加重甲状腺功能亢进患者的心肺负担。二是人绒毛膜促性腺素相关性甲状腺功能亢进。人绒毛膜促性腺素与促甲状腺激素的 α -亚基相同,两者的受体分子类似,故人绒毛膜促性腺素和促甲状腺激素与促甲状腺激素受体结合存在交叉反应,唾液酸-人绒毛膜促性腺素于妊娠时增多,其与促甲状腺激素受体的亲和力增加。当人绒毛膜促性腺素分泌显著增多(如绒毛膜癌、葡萄胎或侵蚀性葡萄胎、妊娠剧吐、多胎妊娠等)时,可因大量人绒毛膜促性腺素刺激促甲状腺激素受体而出现甲状腺功能亢进(亦称妊娠剧吐性甲状腺功能亢进)。血游离三碘甲腺原氨酸、游离甲状腺素升高,促甲状腺激素降低或不可测出,促甲状腺素受体抗体和其他甲状腺自身抗体阴性,但血人绒毛膜促性腺素显著升高。人绒毛膜促性腺素相关性甲状腺功能亢进往往随血人绒毛膜促性腺素的变化而消长,属一过性,中止妊娠或分娩后消失。

2. 瘿气的预后　少数格雷夫斯病患者的病情可自行缓解,有时可逐渐发展为甲状腺功能减退。伴有心血管并发症和浸润性突眼者的预后较差。抗甲状腺药物、^{131}I 和手术治疗后,多数可治愈或明显缓解中,但亦常并发甲状腺功能减退。

未来检验医学、基因组学及免疫学技术等学科的发展有可能为本病的指导治疗、预测预后等提供更为可靠和实用的指标。近年来格雷夫斯病的基础研究也取得了重要进展,特别是格雷夫斯病动物模型的成功制备为本病的发病机制和预防治疗提供了良好的研究工具。我国已首次成功制备格雷夫斯病动物模型,目前正在进行发病机制和免疫防治的深层次研究。相信随着对格雷夫斯病发病机制研究的不断深入,将有可能找到从本病发病的根本环节上进行治疗和预防的关键靶点,从而给本病的防治带来新的希望。

第五节　水　　肿

一般表现为易疲劳,怕冷、少汗或无汗、乏力、食欲减退而体重可增加,黏液性水肿者面色苍白、眼睑水肿、唇厚舌体胖大,皮肤干燥、粗厚脱屑、毛发脱落、手掌脚掌皮肤呈姜黄色。表情淡漠,声音沙哑。

甲状腺功能减退病机关键为脾肾阳虚,但在病理发展过程中脾肾之间的阳气虚弱有所侧重。因脾主运化,肾主蒸化,脾肾双亏,水湿壅盛,游溢于肌肤则见水肿;若水饮之邪上犯于心,心阳亦虚则见胸闷憋气,心悸气短,脉结代等症,阳气方虚,无力鼓动血脉,血行瘀滞,则见血瘀现象,如肌肤甲错,肢麻或肢体疼痛,舌质紫暗或有瘀斑,口唇青紫、脉涩滞或结代等。

本病与西医"甲状腺功能减退症"相似。

一、病因病机

本病多因先天不足,或后天失养,以致脾肾阳虚;或因手术、药物损伤,机体阳气受损,致脾肾阳气亏虚而发病。甲状腺功能减退的主要病因肾阳气不足,脏腑功能衰减,导致虚劳、水肿。甲状腺功能减退的原因与饮食不节,饥饱失常或过食生冷,寒积胃脘,损伤脾阳,先天禀赋不足,或后天调养不当,水谷精气不充,脾肾双亏。久病或新疾,用药不当,苦寒太过,吐泻失度损伤脾胃,耗伤阳气。过度劳累,房事不节,损伤肾气有关,归类为下面四种。

1. 情志刺激 由于精神刺激,导致肝气郁结,肝郁致脾虚,则运化失常,内生湿痰。

2. 饮食不当 由于饮食不当,损伤脾胃,中气不足,运化失常,饮食水谷不得运化,痰饮内生;痰湿壅盛,阻碍气机,损伤脾阳。脾为后天之本,脾阳虚弱,日久则肾火滋养,以致脾肾双亏,则见食欲减退、畏寒肢冷、嗜睡懒动、全身水肿等症状。

3. 外邪侵袭 多见风热毒邪,从口鼻入侵,毒结聚于颈前,则见咽部及颈前肿、痛;若过用寒凉之物,内伤阳气,虽颈部热毒祛除,疼痛消失,但可见发音低沉、怕冷,甚至水肿等症。

4. 手术创作或药物中毒 由于施行甲状腺切除手术或服用某些有毒药物,损伤人体正气,致使脏腑失养,功能衰退,可表现一系列虚损证候。

病机为阳气虚衰。

二、辨证论治

本病的病程关键为阳气虚衰。肾为先天之本,且为真阳所居。真阳虚微以致形寒神疲,可见命门火衰之象。但甲状腺激素之不足是其基本原因,故其病理还涉及肾精不足,阳虚之象是"无阴则阳无以生"的病理表现,是阴病涉及阳所致。部分患者有皮肤干燥、粗糙、大便秘结、舌红苔少等症,也是阴津不足之象。甚至出现肾阴阳两虚的证候。以益气温阳为基本治疗原则。

1. 脾肾阳虚证

证候:神疲乏力,嗜睡倦怠,记忆减退,头晕目眩,耳鸣耳聋,腰膝酸冷,畏寒肢冷,皮肤干燥脱屑,毛发干枯易落,便秘,全身水肿,舌苔白腻,男子阳痿,女子月经不调,舌淡体胖有齿痕,舌苔白腻,脉沉细或沉迟。

治则:健脾温肾。

方药:四君子汤合右归丸。

组方:附子12克(先煎),肉桂7克,杜仲16克,山萸肉12克,菟丝子15克,鹿角胶35克,熟地黄25克,枸杞子12克,当归12克,党参16克,白术12克,茯苓25克,炙甘草7克。

2. 心肾阳虚证

证候:心悸心慌,胸闷憋痛,神倦嗜卧,形寒肢冷,舌淡嫩,苔白水滑,脉沉迟或结代,可见头晕耳鸣耳聋,腰膝酸软,男子阳痿,女子月经不调。

治则:温通心阳,补肾益气。

方药:桂枝甘草汤合金匮肾气丸加减。

组方:桂枝12克,炙甘草12克,制附片12克(先煎),肉桂4克,熟地黄25克,山萸肉12克,淮山药25克,茯苓25克,泽泻12克,丹皮12克。胸痛者,加川芎12克,薤白12克,郁金12克,元胡12克;神倦乏力者,加炙黄芪35克。

3. 阳气衰竭证

证候:此型常见于黏液性水肿昏迷的患者,表现为神昏肢厥,皮温下降,声低息微,肌肉弛张无力,舌淡体胖,脉微欲绝。

治则:振奋阳气、救逆固脱。

方药:四逆汤。

组方:制附片12克(先煎),干姜12克,人参12克,炙甘草12克。

三、医案举隅

刘某,女,44岁。2014年11月5日初诊。

主诉：乏力、畏寒、面色少华1年余，加重1月。

病史：1年前无明显诱因下自觉全身倦怠乏力，畏寒，少汗，1月前上症加重，且纳差腹胀。刻诊：乏力、畏寒、头晕、纳差、腰膝酸软、夜尿频多、夜寐差。月经周期推迟，量少，色淡，痛经(-)。甲状腺Ⅰ度肿大，质软，压痛(-)。心率：65次/分，律齐，未闻及杂音，双肺正常，肝脾不大，双眼睑轻度水肿，晨起明显，舌质淡白，舌体胖大，边有齿痕，舌苔薄，脉沉细。甲状腺功能示：游离三碘甲腺原氨酸0.18 pmol/L、游离甲状腺素5.73 pmol/L、促甲状腺激素35.48 μIU/L。甲状腺彩超示：甲状腺弥漫性病变。心电图示窦性心律。

中医诊断：虚劳。

西医诊断：甲状腺功能减退症。

辨证：脾肾阳虚，气血亏虚。

治则：温补脾肾，补益气血。

处方：

（1）左甲状腺素钠50 μg，每日1次。

（2）山药20克，山茱萸10克，茯苓15克，猪苓15克，丹皮15克，桂枝8克，熟地黄15克，人参15克，白术10克，附子9克，莲子心12克，当归10克，黄芪20克，砂仁6克，天麻9克，杜仲15克，炙甘草8克。水煎服，每日1剂，21剂。

二诊：患者上述方药服用3周后，乏力、畏寒症状明显减轻，眼睑水肿好转，诉仍有腰膝酸软，夜寐欠佳。舌淡苔薄白，脉沉细。方药：上方去猪苓、丹皮，加茯神15克，仙茅10克，水煎服，每日1剂，14剂。

三诊：患者2015年2月1日前来就诊，乏力、畏寒等症状基本缓解。血压110/80 mmHg，心率：65次/分，律齐，舌质淡白，苔薄，脉沉细。甲状腺功能示：游离三碘甲腺原氨酸3.88 pmol/L、游离甲状腺素10.53 pmol/L、促甲状腺激素4.45 μIU/L。方药：山药20克，山茱萸10克，茯苓15克，桂枝8克，熟地黄15克，人参15克，白术10克，附子9克，莲子心12克，当归10克，黄芪20克，砂仁6克，炙甘草8克。水煎服，每日1剂，14剂。半年后上述症状基本缓解，补充成药金匮肾气丸，每日1次，巩固疗效。随访1年，临床初愈。

四、临证体会

1. 明察病机，虚实并重　甲状腺功能减退的基本病机是肾阳虚衰，命火

诊余心悟

不足,或兼脾阳不足,或兼心阳不足;病位涉及肾、脾、心、肝四脏。《素问·通评虚实论》云"精气夺则虚",《证治汇补·虚损》亦指出"虚者,血气之空虚也;损者,脏腑之损坏也",指出了虚损证的病机。阳虚为甲状腺功能减退之病本,近代以郑钦安为主要代表火神派认为"万病皆损于阳气"。《素问阴阳应象大论》云:"壮火之气衰,少火之气壮。壮火食气,气食少火。壮火散气,少火生气。"

肾为先天之本,"肾为五脏阴阳之本","五脏之阳气,非此不能发",内藏元阳真火,温养五脏六腑。甲状腺功能减退患者不同程度的存在肾气亏虚,肾阳虚衰的表现,临症可见由元气匮乏、气血不足所致神疲乏力,畏寒怯冷,或见少言懒语,声低气弱等,乃是一派虚寒之象。有禀赋不足者,有始于胎儿期者,可见与肾虚关系密切。其临床主症为除此以外,尚可见记忆力减退、毛发脱落、性欲低下等症,也是肾阳虚的表现。肾阳不足,命门火衰,火不生土,脾阳受损,出现脾肾阳气俱伤。

《黄帝内经》有云:肾为真阴真阳之地,为封藏的根本,精气所在,肾阳如若失去温煦则致脾阳不振,阳阳不振易生内湿,湿郁化火,周而复始。脾为后天之本,气血生化之源,脾主肌肉,肌肉长期失于濡养,则见肌肉废无力、易发疼痛;脾统血,长期气滞痰凝则血脉瘀阻,可见于贫血、月经紊乱,甚至持续大量失血,均为脾阳不足之征象。

"肾命不能蒸运,心阳鼓动无能",肾阳虚衰,心阳难以温煦,又因阴寒内盛,血瘀水停,如若心脉痹不畅,水湿潴留,形成心肾阳衰,久病则心脏受损,因而常见心动过缓,脉沉迟缓的心肾阳虚之象。

肝气内郁,气机郁滞,津凝成痰,痰气交阻于颈,痰阻血瘀,遂成瘿肿。由于妇女多见性情抑郁,加之经、产期肾气亏虚,外邪乘虚而入,造成妇女多思多虑,易患甲状腺疾病。

痰浊瘀血则为其病之标。黏液性水肿即为痰浊之象。此痰浊仍源于脾肾阳虚不能运化水湿,聚而成痰。阳气不运,气化失司,开阖不利、可导致水湿、痰浊、瘀血等阴邪留滞全身,出现尿少或全身水肿、眩晕、精神委顿,甚则神志昏蒙等症状。

2. 辨证论治,随症加减 治疗水肿需坚持辨证论治,根据患者症状体征辨证分型,随症加减。例如本病,根据病因症状可迅速判断疾病诊断,病机分析得出辨证分型,体现中医独特的治疗方法。验方和成方联合应用,吾师认为中医汤药的运用灵活多变,例如失眠加茯苓、茯神;腰膝酸软加杜仲、仙茅。症状改善后汤药停用,可继续加服金匮肾气丸替代治疗,直至症状完全恢复。中西医结合诊治,现代西医技术发展迅速,结合西医的检查可以迅速找出疾病原因,西药治疗本病方法单一,补充甲状腺素钠可以使得血液指标恢复正常,但症状改善则需中药治疗更为妥当。

第六节 肉　　瘿

肉瘿是瘿病中较常见的一种,表现为喉结两旁有半球形单个或多个肿块,皮色如常,不紧不宽,表面光滑,随吞咽动作上下移动,按之不痛,略有颤动感;同时,有心情急躁、多汗、胸闷、心悸、月经不调等症。

肉瘿最早在《三因极一病证方论》一书中已有记载,以后很多书籍虽载有肉瘿病名,但在病因病机、症状和诊断学上没有论述。直至《医宗金鉴·外科心法要诀》才对本病的机制作了阐明,本书认为"脾主肌肉,郁结伤脾,肌肉浇薄,土气不行,逆于肉理,致生肉瘿"。

本病相当于西医的甲状腺结节、甲状腺腺瘤或囊肿,属甲状腺的良性肿瘤。

一、病因病机

本病的病因多因肝脾肾失调,或湿痰内生,或外感寒痰邪毒,以致气滞、气结、痰凝、气血瘀滞,化火化毒而发生。

1. 阳虚寒痰凝滞　患者素体肾气虚,气化不利;阳气虚,易感寒湿之邪,以致冲任二脉不利,寒痰湿浊因而凝滞于结喉。因寒痰凝滞的病理过程较长,化热化毒不明显,肿块小而增长缓慢,故一般无自觉症状。

2. 肝郁脾土滞结　肝属木,脾属土。正常情况下肝气协助脾土运化和疏升。若情绪郁闷,则气机郁结,而脾土壅滞。另外,若患者素体脾虚,而又饮食不节,以致脾气呆滞,土气壅反克肝木。二者都可以形成肝郁脾土滞结症,则运化失司,水反成湿,谷反成滞,湿痰与滞气内生,结于颈喉而成本症。

3. 气郁化火生毒　主要由于素体肝肾精血不足,阴阳失衡。阴血不能柔肝养肝,易于郁怒,此气郁特别易于化火,火邪煎熬津液成痰,毒热瘀痰,结于颈喉。若火毒迫血妄行,可合并囊内出血或坏死。火邪内扰可成甲状腺中毒症或甲状腺功能亢进症。此外,因阳虚寒痰凝滞或肝郁脾土滞结,久之亦可生成火毒,但因脾肾阳气不足,故火毒症状没有本证明显。

4. 气滞血瘀 上述病因都可形成气滞。气是运行血的动力,故气滞则血瘀。气是无形的物质属阳,血是有形的物质属阴,故气血凝滞的肿块,在形态上来说是坚硬、韧实、活动度较差的。且因阴阳合病,即形态和功能上都发生病变,故易于恶变。

二、辨证论治

本病临床特点是颈前喉结一侧或两侧结块,柔韧而圆,如肉之团,随吞咽动作而上下移动,发展缓慢。好发于青年女性及中年人。

巨大肉瘿可压迫气管移位,但很少发生呼吸困难和声带麻痹。部分患者可伴有急躁、心悸、易汗、脉数、月经不调、手部震颤等;或出现能食善饥、体重减轻、形体消瘦、神疲乏力、脱发、便溏等甲状腺功能亢进征象。少数患者可发生癌变。以疏肝散结为基本治疗原则。

1. 肝郁痰凝证

证候:喉结正中附近单个瘿肿,圆形或卵圆形,随吞咽上下移动;伴胸闷不舒,咽部发憋;舌淡,苔薄微腻,脉弦细。情志不畅,肝郁气滞,脾失健运,痰湿内生,痰气互凝,结于颈前,故生瘿肿;痰气搏结日久则血行失畅,瘀血内生,与痰气相凝而生结节;胸闷不舒、咽部发憋、舌淡、苔薄腻、脉弦细皆肝郁痰凝之象。

治则:理气解郁,化痰软坚。

方药:海藻玉壶汤加减。胸闷不舒者,加香附、瓜蒌以理气宽胸;心悸、易汗者,加茯神、枣仁、熟地黄以养心安神;手颤者,加钩藤、珍珠母、白芍以养阴柔肝祛风。

2. 阳虚寒凝证

证候:颈肿无压痛,形体偏胖,纳差,神疲乏力,腹胀或便溏,舌质淡胖。

治则:治宜温阳散寒化痰。

方药:阳和汤加减。可酌加香附、浙贝母、法半夏、马兜铃、丹参、郁金、白前等。又阳虚寒邪可入里,形成沉寒,故可加细辛以散肾经寒邪。

3. 肝脾郁结证

证候:颈部肿大,质软,心悸不宁,少寐,神疲乏力,舌质红苔薄。

治则:治宜疏肝理脾,化痰散结。

方药:逍遥散合二陈汤。选加海藻、昆布、海蛤壳、夏枯草、厚朴、橘核、枳壳、川贝母、猫爪草、郁金、丹参、车前子、杏仁等。

4. 气郁化火证

证候:颈前结节,表面光滑,质地柔软,烦热多汗性情急躁易怒,舌红苔薄黄。

治则:治宜清火解郁。

方药:开郁散加减。可酌加龙胆草、栀子泻肝胆之火,黄柏、知母泻肾火,黄芩泻肺火,黄连泻心火。加养阴凉血之品如生地黄、玄参、石斛、赤芍、丹皮,加减寒软坚之品牡蛎、海藻、昆布,加解毒药如蒲公英、半枝莲、肿节风等。

5. 气血瘀滞证

证候:颈前肿块,按之较硬,有结节,日久难愈纳差。舌有瘀点或瘀斑。

治则:治宜行气活血,化痰散结。

方药:海藻玉壶汤加减。可加土鳖虫、穿山甲、鬼箭羽、制乳没以加强化瘀,加橘核、荔枝核、槟榔、枳实以加强理气,加半枝莲、白花蛇舌草、山豆根、蒲公英、十大功劳以加强解毒。

三、医案举隅

案例1:邓某,女,47岁。2015年1月17日初诊。

病史:因"发现甲状腺结节2月余伴乳腺增生10余年"就诊。刻诊:甲状腺结节、乳房胀痛不舒、胸闷、烦热、易患口疮、便秘、小便色黄,平素性情急躁易怒,纳可,睡眠可。舌质红,苔薄黄,脉弦数。触诊:可触及甲状腺部结节,表面光滑无粘连,质稍韧,轻微压痛。甲状腺超声示:甲状腺结节。左、右侧甲状腺大小分别为26毫米×19毫米、20毫米×17毫米,峡部厚3.5毫米,双侧甲状腺回声稍增密,于左侧甲状腺下极探及10毫米×7毫米大小的低回声结节,内部回声不均匀,周边境界清晰。彩色多普勒示:该团块内探及条索状血流信息。甲状腺功能、抗体检查示：游离甲状腺素 12.27 pmol/L，总甲状腺素 69.79 pmol/L，游离三碘甲腺原氨酸 4.56 pmol/L，总三碘甲状腺原氨酸 1.71 pmol/L，抗甲状腺球蛋白抗体 371.39 IU/mL，甲状腺过氧化物酶抗体>1 000 IU/mL。

西医诊断：甲状腺结节。

中医诊断：瘿瘤。

辨证：肝气郁滞，气郁化火。

治则：理气舒郁，清肝泻火。

处方：柴胡 10 克，制香附 10 克，广陈皮 15 克，青皮 9 克，青木香 10 克，炒枳壳 10 克，莲子芯 6 克，黄芩 10 克，炒山栀 10 克，粉丹皮 15 克，全当归 10 克，杭白芍 10 克。连服 14 剂，并嘱患者调畅情志。

二诊：乳房胀痛不舒，烦热等症状较前缓解，仍有便秘，纳食可，舌淡红，苔薄黄，脉弦。拟上方去莲子芯，加柏子仁 10 克，沉香 6 克，14 剂。

三诊：药后便秘情况改善，情绪平和，胸闷、烦热症状基本消失。上方加玄参 10 克，炙甘草 8 克。宗此方加减用药 6 月余，后复查甲状腺彩超结节基本消失。

按语：方教授指出，此患者瘿瘤证机概要为肝气郁滞，肝郁化火。肝气郁滞可见胸闷、乳房胀痛不舒等症；烦热、便秘、小便黄、性情急躁易怒，舌质红苔薄黄乃肝郁化火之象。柴胡疏肝解郁，枳壳、香附、木香行气止痛；肝郁日久化火，故选用炒山栀、粉丹皮清泻肝火；火盛易伤阴血，故选用当归、白芍养血柔肝；此患者之便秘乃气机郁滞所致，气行则便秘之苦可解；全方共奏理气舒郁，清肝泻火之功。

案例 2：王某，男，59 岁。2015 年 1 月 21 日初诊。

病史：因"发现甲状腺肿大近 1 月"于我科就诊。甲状腺彩超示：右侧甲状腺低回声结节，右侧甲状腺实质内探及 9 毫米×4 毫米的低回声，边界尚清。甲状腺功能、抗体检查结果在正常范围内。患者刻下颈部肿大、自觉倦怠乏力，双下肢有沉重无力感，食欲欠佳，食后易腹胀，自觉喉中有痰，舌淡胖边有齿痕，苔白腻，脉濡滑。触诊：甲状腺肿大，按之可触及结节（右侧）表面光滑无粘连，皮色正常。

西医诊断：结节性甲状腺肿。

中医诊断：瘿瘤。

辨证：脾虚痰阻。

治则：健脾益气，化痰散结。

处方：茯苓 15 克，白术 10 克，太子参 10 克，黄芪 20 克，广陈皮 6 克，法半夏 10 克，浙贝母 10 克，瓜蒌 10 克，海藻 10 克，牡蛎 20 克，生山楂 10 克，神曲 10 克，露蜂房 10 克，僵蚕 9 克。连服 14 剂。

二诊：仍自觉乏力，食欲改善，食后腹胀症状好转，舌淡胖苔白，脉滑。拟上方加黄芪用量至 30 克，14 剂。

三诊：症状明显改善，患者无特殊不适主诉。宗此方加减用药 3 月余，甲状腺肿块基本消失。半年后复查甲状腺彩超示：未见结节影。

按语：方教授认为，顾护脾胃，扶正益气应贯穿于甲状腺结节病程始终。此患者脾虚症状明显，倦怠乏力，食欲欠佳，食后易腹胀均因脾气虚弱，运化不及所致。脾虚失运，津液不及运化，酿湿生痰，遂见舌淡胖边有齿痕，苔白腻，脉濡滑等舌脉之象。方教授治以健脾益气，化痰散结。方中茯苓、太子参、白术、黄芪补气健脾，使脾土旺；法半夏、浙贝母、广陈皮化痰除湿；海藻、牡蛎、僵蚕、露蜂房化痰软坚，消瘿散结；生山楂、神曲健脾消食。

案例 3：唐某，女，62 岁。2015 年 4 月初诊。

病史：因"发现甲状腺结节 6 年余伴心慌乏力 1 年"就诊。2015 年 3 月外院甲状腺超声示：双侧甲状腺实性结节。甲状腺右叶最大结节约 15 毫米×9 毫米，左侧叶最大结节约 22 毫米×12 毫米。查游离甲状腺素 13.6 pmol/L，总甲状腺素 72.69 pmol/L，游离三碘甲腺原氨酸 5.15 pmol/L，总三碘甲状腺原氨酸 1.09 pmol/L，促甲状腺激素 0.023 6 pmol/L，抗甲状腺球蛋白抗体 27.64 IU/mL，甲状腺过氧化物酶抗体 371.3 IU/mL。患者刻下心悸不宁，心烦，潮热易出汗，倦怠乏力，夜寐欠安。舌质暗，苔少，脉弦细。触诊：甲状腺按之较硬，可触及大小不等多个结节。

西医诊断：甲状腺结节。

中医诊断：瘿瘤。

辨证：气火瘀结日久，心阴耗伤。

治则：活血散瘀，兼养心阴。

处方：当归 15 克，赤芍 10 克，丹参 15 克，川芎 10 克，三棱 10 克，莪术 10 克，山慈菇 10 克，柏子仁 15 克，麦冬 10 克，生地黄 15 克，远志 10 克，五味子

10克,浮小麦10克,炙甘草8克,连用半月。

二诊:睡眠状况改善,仍有潮热汗出。原方加瘪桃干10克,生牡蛎20克,连用半月。宗此方加减连用半年复诊,患者诉症状均有所改善,触诊甲状腺无压痛,质地软,已触及不到结节。复查甲状腺彩超,与2015年3月彩超比较,结节变小或消失。

按语:方教授指出此患者病程较长,证属虚实夹杂,实为气血瘀滞,虚乃心阴亏虚,故在活血散结同时兼顾滋养心阴。方中当归、川芎、赤芍、丹参养血活血以行瘀滞;考虑病程日久,结节较硬,故用三棱、莪术、山慈菇以增强活血散瘀软坚散结之力;患者心悸不宁,潮热汗出,夜寐欠安,此乃心阴亏虚之症状,故选用生地黄、麦冬、柏子仁、远志养心安神,浮小麦、瘪桃干、五味子敛阴止汗。

四、临证体会

1. 适当选用外治法 敷贴疗法。以乌梅、甘遂比例2:1,共研末,每30克混合末加入麝香0.05克,用醋调糊,敷贴于患处,每日1次,连用1~2个月。萎缩疗法浆液性或胶性单纯性甲状腺囊肿,可以穿刺抽出其内容物,而后用硬化剂或碘酊反复冲洗,亦可注入泼尼松龙,可使囊肿萎缩。

2. 手术需谨慎 手术治疗对年龄较大病程较长的患者,一般行患侧甲状腺大部切除术(包括腺瘤在内);如腺瘤小,可行单纯腺瘤切除。但需行冰冻切片病理检查,以判定有无恶变。从中医角度来看,局部肿瘤的发生是整体失调的表现,依靠切除并不是唯一有效的方法。所以可以首选辨证综合治疗。若肿瘤迅速增大,有压迫症状,或伴有甲状腺功能亢进症等可行甲状腺次全切除术或囊肿摘除术。

五、跟师心得

甲状腺结节属"瘿病""瘿瘤",《重订严氏济生方·瘿瘤》谓:"夫瘿瘤者,多由喜怒不节,忧思过度,而成斯疾焉。大抵人之气血,循环一身,常欲无滞留之患,调摄失宜,气凝血滞,为瘿为瘤"。中医对本病病因病机、辨证论治、选方用药均有其独到之处,气郁痰凝血瘀壅结颈前是本病的基本病机。临床治疗甲状腺结节多用软坚散结之法"坚者,坚硬、坚固义。结者,结聚、结块之谓"。而导师方朝晖治疗甲状腺结节从肝脾心三脏论治,疏肝、健脾、养心,颇有疗效。

1. 重在疏肝,调达木气以行气滞　方教授认为,甲状腺结节与肝密切相关,肝具有疏通、畅达全身气机,调畅情志等生理功能以及肝气具有升发,主升主动的生理特性。《血证论·脏腑病机论》云:"木之性主乎疏泄……肝属木,木气冲和调达,不致遏郁则心脉得畅"。此外,还与足厥阴肝经循喉咙之后,上入鼻咽部,连目系的经脉循行部位有关。肝经循行所到之处为颈前甲状腺部位,肝脏喜条达而恶抑郁,肝气郁滞则会出现情志不畅、胸胁、乳房或少腹部胀痛不舒等症状。甲状腺结节是与情志因素息息相关的疾病,肝气郁结,情志不舒,极易罹患此病。方教授勤求古训,对于瘿瘤的治疗,古人有"顺气为先"之训。临床上治疗甲状腺结节伴有情绪低落、乳腺增生、乳房胀痛不适等症状,方教授着重于疏肝,调达木气以行气滞,多选用橘核、香附、青皮、木香等理气药。方教授认为,橘核主归肝经,功能理气散结,止痛,对于治疗甲状腺结节特别局部有疼痛症状者,有非常好的疗效;青皮药性苦、辛、温,归肝经,辛散温通力强,能破气散结,可治气滞血瘀之癥瘕积聚,痞块等;香附性质平和主入肝经,为疏肝解郁,行气止痛之要药,还可调经,对于女性甲状腺结节患者伴有月经不调尤为适用。

2. 顾护脾土,补益脾气以化痰湿　脾胃乃后天之本,气血生化之源。方教授认为,甲状腺结节与脾土息息相关,其主要从以下两方面阐释,首先脾气虚弱,化生乏源,脏腑经络四肢百骸筋肉皮毛得不到充足的营养,《素问·评热病论》说:"邪之所凑,其气必虚"。《素问·刺法论》(遗篇)说:"正气存内,邪不可干。"正气不足,身体虚弱,易于感邪而发病。方教授指出,这也是中老年女性甲状腺结节发病率高的原因之一。其次,脾主运化水液,脾失健运,水湿内生,凝聚生痰,壅结颈前而发为此病。痰湿是此病的一个病理因素。脾气旺,运化功能健全,五脏六腑四肢百骸得到充养,水液正常运化,痰湿不得以产生。再者此病日久不愈,极易耗伤精血正气。甲状腺结节患者虽多属于肝气郁结,但多伴有脾虚证。肝属木,脾属土,木克土。患者多是在情志和外界压力的影响下,使肝失条达,气机郁滞,肝气犯脾,脾虚运化失常,痰浊内生,肝郁脾虚致痰、气、血、瘀壅结而致瘿病。甲状腺结节发病可有木郁横逆中土之特点。据此方教授认为顾护脾土,补益脾气应贯穿于病程始终,只有气血化生有

诊余心悟

源,正气盛,才有抗邪之力。针对临床上甲状腺结节患者伴有纳差、倦怠乏力、面白或者萎黄,舌淡有齿痕,脉虚等症状,方教授采用顾护脾土,补益脾气之法,选用黄芪、白术、茯苓、党参、黄精等健脾益气之品,现代药理研究表明补益类药物可以提高机体免疫功能。对于脾虚运化不及而生湿酿痰,临床常见胸闷、脘腹痞胀、便溏、舌淡苔腻、脉滑等症,在补益脾气的同时兼以化痰除湿,常选用半夏、贝母、瓜蒌、海藻、昆布等化痰除湿、软坚散结之品。

3. 兼顾心脏,滋养心气以行血脉 临床大多从肝脾论治,方教授根据多年临床经验得出,从心论治甲状腺结节尤为重要。因为五脏不是孤立存在的,疾病是发展变化的。心为"君主之官"心得主血脉和主藏神的生理机制起着主宰人体整个生命活动的作用。一方面心的阳气不足,失于温煦鼓动,既可导致血行迟缓,郁滞不畅,形成瘀血;又对精神状况有影响,引起精神委顿,情绪低落。血瘀是甲状腺结节的一个病理因素,精神情绪症状亦是甲状腺结节常见症状,这二者都与心密切相关。再者,甲状腺结节日久不愈,易伤及心阴,出现心阴亏虚等症状。

可见从心论治甲状腺结节有其充分的理论基础。临床上,方教授治疗甲状腺结节,特别是伴有情绪异常、易汗出、心悸不宁、心烦少寐等症状者或者甲状腺病程较长者,或治以温养心气以行瘀滞,或治以滋养心阴以降虚火。

六、结语

近年来,甲状腺结节的发病率、检出率不断增加,对于甲状腺结节的治疗,方教授认为首辨其良恶性,对于良性甲状腺结节,可以发挥中医中药的特色与优势,在整体观念指导下,辨证论治。根据患者的临床症状、舌象、脉象,进行辨证分型,辨病与辨证相结合。确立治法,以法选方,因方施药。重在疏肝,调达木气以行气滞;顾护脾土,补益脾气以化痰湿;兼顾心脏,滋养心气以行血脉。方教授"勤求古训,博采众方"临床治疗甲状腺结节在继承经方用药经验的同时,结合自己多年的诊治经验,不断创新,形成自己独特的临床诊疗体系。临床疗效突出,值得我们探索学习。

第五章　内科杂病

第一节　痹　证

痹,即痹阻不通。痹证是指人体肌表、经络因感受风、寒、湿、热等引起的以肢体关节及肌肉酸痛、麻木、重着、屈伸不利,甚或关节肿大灼热等为主症的一类病证。临床上有渐进性或反复发作性的特点。主要病机是气血痹阻不通,筋脉关节失于濡养所致。

古代痹证的概念比较广泛,包括内脏痹和肢体痹,本节主要讨论肢体的痹证,包括现代医学的风湿热(风湿性关节炎)、类风湿性关节炎、骨性关节炎、痛风等。

一、病因病机

本病与外感风寒湿热之邪和人体正气不足有关。风寒湿等邪气,在人体卫气虚弱时容易侵入人体而致病。汗出当风、坐卧湿地、涉水冒雨等,均可使风寒湿等邪气侵入机体经络,留于关节,导致经脉气血闭阻不通,不通则痛,正如《素问·痹论》所说:"风寒湿三气杂至,合而为痹。"根据感受邪气的相对轻重,常分为行痹(风痹)、痛痹(寒痹)、着痹(湿痹)。若素体阳盛或阴虚火旺,复感风寒湿邪,邪从热化或感受热邪,留注关节,则为热痹。总之,风寒湿热之邪侵入机体,痹阻关节肌肉筋络,导致气血闭阻不通,筋脉关节失于濡养产生本病。

1. 正虚　即正气不足。所谓"正气"是指人体的抗病、防御、调节、康复能力,这些能力又无不以人的精、气、血、津液等物质及脏腑经络之功能为基础。因此,正气不足,就是人体精、气、血、津液等物不足及脏腑组织等功能低下、失调的概括,引起正虚的原因有下列三个方面。

(1)禀赋不足:禀赋是痹证发生不可忽视的重要因素,如人体关节器官免

诊
余
心
悟

疫失调,关节必然因缺乏必要的"免疫保护"而造成外界炎性因子的侵入,最终导致各类骨关节疾病的发生。现在研究也证实,类风湿关节炎的发病与遗传因素有关。

(2)劳役过度:首先,劳力过度致正虚进而可致痹证。其次,劳神过度及房劳过度同样有损正气而致痹证。其三,不仅过劳易伤正气,过逸同样有所遗害。因为生命在于运动,若长期不运动、不锻炼,容易使气血运行迟缓,脾胃功能减弱而出现气短乏力,言语无力,纳呆食少,倦怠乏力等症状。

(3)大病、久病、或产后正虚:作为引发痹证的主要因素之一,另外饮食失调、外伤亦可以引起正虚,上述诸多因素又往往相互影响,一虚俱虚,不可绝然分开。

2. 邪侵

(1)季节气候异常:指季节气候发生异常变化,如"六气"发生太过或者不及,或者非其时而有其气,春天当温而寒,冬天当寒反热;或气候变化过于急剧,暴寒暴暖,超过一定限度,超越了人体的适应和调节能力,此时"六气"即成"六淫"而致病。临床上,类风湿关节炎者往往遇寒冷、潮湿的气候而发病。且往往因气候变化而加重或者缓解,均说明四季气候变化异常是类风湿关节炎的重要外因。

(2)居外环境欠佳:居住在高寒、潮湿地区或长期在高温、水中、潮湿、寒冷、野外的环境中生活工作而易患痹证。

(3)起居调摄不慎:日常生活不注意防护,如睡眠时不着被褥,夜间单衣外出,病后及劳后居处檐下、电风扇下,汗出入水中,冒雨涉水等。

3. 药物 服用某些抗炎类、激素类药物所造成的软骨损伤也是许多骨关节疾病的主要成因之一。各类骨关节疾病的发生往往始于滑膜病变、软骨受损或是变性;由于关节滑膜、软骨的损伤以及关节滑液的缺失,导致关节骨骼缺少必要的保护,以至于人体一活动,关节处的骨骼因缺乏必要的"软骨保护"直接发生剧烈硬性摩擦,而引发痹证。

二、辨证论治

证要辨,治要论,证不辨则无以治,治不论则无以愈,内伤外感、表里、寒热、虚实、阴阳先后缓急、轻重标本,八法通用,针刺各别,务宜详察,只有如此,辨证才能明确,论治才能恰当。痹证即由风、寒、湿三气杂感、闭阻经脉、使气血运行不畅而成,但三邪有偏重偏轻的不同,治以祛除外邪,感邪重者为主要矛盾,正虚扶正为主要矛盾,主要矛盾解决了,次要矛盾也就可迎刃而解了。

治疗原则:祛风散寒,除湿通络,温经止痛相结合的方法对证治疗,若热痹证则宜加清热之品,若是缠绵日久,营卫俱虚,肝肾亏损,筋失所养,关节肿大,治宜滋补肝肾,益气养血,温阳行络祛淤化痰,同时并举,则效果较好。

1. 行痹

证候:疼痛游走,痛无定处,时见恶风发热,舌淡苔薄白,脉浮。

治则:祛风通络,散寒除湿。

方药:防风汤,出自《宣明论》。

组方:防风、当归、茯苓、杏仁、麻黄、葛根、秦艽、黄芩、甘草。天冷者,减黄芩,加桂枝、羌活,加大当归的用量,古人有"治风先治血,血行风自灭"的论点。

2. 痛痹

证候:疼痛较剧,痛有定处,遇寒痛增,得热痛减,局部皮色不红,触之不热,苔薄白,脉弦紧。

治则:温经散寒,祛风除湿。

方药:乌头汤,出自《金匮方》。

组方:乌头、麻黄、黄芪、白芍、甘草。加肉桂、细辛更能增强该方之疗效,固阳气足,则阴凝而散。

3. 着痹

证候:肢体关节酸痛重着不移,或有肿胀,肌肤麻木不仁,阴雨天加重或发作,苔白腻,脉濡缓。

治则:除湿通络,祛风散寒。

方药:薏苡仁汤,出自《类证治裁》。

组方:薏苡仁、苍术、防风、羌活、独活、当归、川芎、麻黄、桂枝、川乌、甘草、生姜。加白术、山药,使脾旺能胜湿,气足无顽麻之功。

4. 热痹

证候:关节疼痛,局部灼热红肿,痛不可触,关节活动不利,可累及多个关节,伴有发热恶风,口渴烦闷,苔黄燥,脉滑数。

治则：清热通络，祛风除湿。

方药：白虎桂枝汤，出自《伤寒论》。

组方：生石膏、知母、甘草、粳米、桂枝。加黄柏苦寒清热，苍术辛苦温燥湿，牛膝活血祛瘀。则效果更好。

5. 久痹痰瘀阻络证

证候：痹不愈，关节肿大，甚至强直畸形，舌有瘀点淤斑，苔腻，脉涩。

治则：化痰祛瘀，搜风通络。

方药：身痛逐瘀汤，出自《医林改错》。

组方：秦艽、川芎、桃仁、红花、甘草、羌活、没药、当归、五灵脂、香附、牛膝、地龙。若微热，加苍术、黄柏，若虚弱，量加黄芪30~60克。

6. 久痹气血亏虚证

证候：久痹不愈，肢体倦怠，腰脊冷痛，舌淡，苔白，脉细。

治则：祛风除湿散寒，补益气血肝肾。

方药：独活寄生汤，出自《备急千金要方》。

组方：独活、桑寄生、杜仲、牛膝、细辛、秦艽、茯苓、桂心、防风、川芎、人参、甘草、当归、芍药、干地黄。

三、医案举隅

案例1：赵某，男，58岁。2008年5月18日初诊。

病史：两足冷痛麻木约20年，加重3个月。两足寒冷疼痛感三十余年，见风痛甚，外覆衣物能缓解，伴有双足麻木感觉，行走时上述症状缓解。舌淡苔厚腻，脉沉紧。

中医诊断：寒湿痹。

辨证：寒湿阻络。

治则：温阳祛寒。

处方：炙附片15克，炙麻黄10克，生黄芪30克，白芍15克，炙甘草10克。7剂，水煎两次，约200毫升，分早晚两次服用。

二诊：2008年5月27日。畏寒感觉减轻，左足无麻木感觉，右胫后有触电样感觉，足部畏风。舌红苔薄黄，脉沉小紧。方药：前方加当归10克，细辛10克，通草10克，7剂。煎服法同前。经过两诊治疗后患者病情明显好转，嘱再继续治疗时日,以巩固疗效。

三诊:2008年6月10日。冷水洗浴后膝踝冷痛,足心冷抽动。舌红苔白,脉沉紧。方药:炙附片15克,炙麻黄10克,生黄芪30克,白芍15克,甘草10克,当归15克,细辛10,通草10克,鸡血藤15克。7剂,煎服法同前。患者用药后,以上症状消失,嘱避寒凉,适度运动。

按语:患者久处寒湿环境,寒湿之邪注入肌肤经络,久则气血痹阻而成痹。痛痹主方为乌头汤,方教授认为乌头汤的配伍巧妙。方中乌头驱寒逐湿;麻黄通阳行痹;芍药、甘草开痹而通血脉,使阴阳宣通,气血畅行,甘草之缓调和药性之峻猛兼可解毒,芍药酸苦微寒敛阴防乌头伤阴并合甘草有养阴血止痛之功;黄芪实卫且防麻黄发散太过。诸药合用,共成散寒祛湿,除痹止痛之剂。现在临床多用附子替代乌头,附子含有多种乌头碱类化合物,毒性尤其表现为心脏毒性,水解后的乌头碱毒性大减。方教授认为使用该方的主要依据在于对紧脉的认识,如果不能辨识紧脉则会认其证而不敢于使用该方,故应当脉证合参。痹证辨证一要辨邪气的偏盛,二要辨别虚实。方教授在二诊时则根据患者脉紧象已明显缓解的病情变化,注意虚实的问题。此时痹证的治疗要重视养血活血,所谓"治风先治血,血行风自灭",合当归四逆汤予养血通脉,温经散寒。三诊时患者因寒而触发旧疾,原因是养血活血未能巩固,故仍留有余邪,痹证日久阴虚血少筋脉失养不荣则痛,故原方加鸡血藤以增养血活血疏通经脉之力而愈。

案例2:刘某,女,45岁。2013年6月15日初诊。

主诉:腰部及双下肢疼痛8天。

病史:患者于两周前受凉后自觉心中烦躁,郁郁不安,两三日后出现腰部及双下肢酸楚疼痛,热水浴后未缓解反而加重,多汗。实验室检查血常规提示中性淋巴细胞比率偏高,遂于受凉第5日静滴抗病毒药物。第1日自觉症状缓解,次日复起如故,就诊时面色少华,自述20余岁小产一次。舌质淡红、苔薄白少津,脉沉细。

中医诊断:血痹。

辨证:营卫虚弱,风邪痹阻。

治则:通阳行痹,祛风湿强筋骨。

处方:生黄芪20克,桂枝5克,金银花15克,桑寄生15克,忍冬藤15克,苍术 10 克,白术 10 克,桃仁 15 克,红花 15 克,三七 5 克,丹参 20 克,全蝎 5 克,防己 15 克,乌梢蛇 10 克,怀牛膝 10 克,木瓜 10 克,川芎 20 克,赤芍 20 克,7 剂,水煎服。服药后腰痛及双下肢疼痛缓解,汗出减少至基本正常。后随证增减治疗半月余,疼痛、多汗等症悉除。

按语:该例患者素体肝肾不足,筋骨脆弱,腠理不固,因而抵抗病邪的能力薄弱。这种体质的人,每因稍事活动,即体倦汗出,或心烦不安而睡时辗转反侧,极易感受风邪。其感受风邪后因阳气不足、阴血滞涩,即"阳不足而阴为痹",故肌肉酸痛。"其在皮者,汗而发之",然其病位已然不在表,已深入肌理,误行热水浴熏蒸体肤,令其汗出,津血同源,耗损阴精,故肌肤更无精以濡养,疼痛加重。又因阳气不足以鼓动,故脉沉细。此时应以振奋阳气、流通气血为主,方中黄芪甘温益气,桂枝通行血脉,寓有"血行风自灭"之意,桑寄生补肝肾强筋骨,桃仁、红花、三七、丹参、川芎、赤芍助桂枝活血行气、通络止痛,全蝎、乌梢蛇等血肉有情之品搜剔经络之热毒,苍白术、汉防己、川牛膝、木瓜既温通静脉之湿滞,又能活血祛瘀、通利血脉,金银花、忍冬藤清肌肉经络蓄积之热毒,故风去毒消,营卫自和。

案例 3:王某,女,38 岁。2007 年 5 月 12 日初诊。

主诉:全身大小关节疼痛 10 余年,加重半年。

病史:患者诉双手、双腕、双膝等全身大小关节疼痛,双指关节晨僵明显,遇热加重。恶风,活动难,生活难以自理。手冰凉,牙肿,便秘,自汗、盗汗严重。查:心率 60 次/分,血压 115/80 mmHg。抗链球菌溶血素 O 试验 1∶600,红细胞沉降率 85 mm/h,类风湿因子(++)。口唇偏暗,舌淡暗、齿痕深,舌苔黄厚干,脉沉涩实。

西医诊断:类风湿性关节炎。

中医诊断:痹证。

辨证:寒热错杂为主、气阴两虚兼瘀。

治则:寒热并用,益气养阴,活血化瘀。

处方:桂枝 30 克,白芍 30 克,制附子 10 克,石膏 30 克,知母 30 克,葛根 30 克,生地黄 15 克,地龙 5 克,延胡索 30 克,地骨皮 30 克,全蝎 5 克,桑枝 30 克,桃仁 15 克,红花 15 克。7 剂,日 1 剂,水煎服。

二诊:2007 年 5 月 20 日。症状减轻。上方续服至 5 月 27 日症状基本消失,改加味二妙散后期调理至停药。

2007 年 9 月 15 日查:心率 72 次/分,血压 130/95 mmHg。抗链球菌溶血素 O 试验 1∶200,红细胞沉降率 15 mm/h,类风湿因子(++)。后未复发。

按语:方教授认为本病例辨证属寒热错杂为主、气阴两虚兼瘀,盖"风寒湿三气杂至,合而为痹"。风寒湿邪侵袭,日久入里化热,耗气伤阴引起不同程度的气阴亏虚;正虚邪恋,气血运行不畅日甚,瘀血痹阻经络;故治宜寒热并用,益气养阴,活血化瘀。方中制附子、桂枝、全蝎、地龙、桑枝,祛风散寒除湿,温经通络止痛。石膏、知母、葛根、白芍、生地黄、地骨皮清热解毒、养阴润燥、生津敛汗。延胡索、桃仁、红花活血化瘀。寒热并用,既可节制诸药升散疏利太过,又有引阳入阴之妙。

四、临证体会

1. 善用细辛　细辛,气味辛、温,无毒,入肺、肾经。蠲痹通阳、散寒止痛、宣通鼻窍、温肺化饮。《本草正义》曰:"细辛,芳香最烈……旁达百骸,无微不至,内之宣络脉而疏通关节,外之行孔窍而达肌肤。"方教授认为,细辛辛香走窜,善于祛风散寒除湿,蠲痹止痛效佳,为治疗痹证要药。临床上对于寒湿阻滞关节经络常可重用细辛,并配伍附子、羌活、独活等药物。同时,常与白芍配伍治疗痹痛日久,细辛芳香最烈,辛温散邪,芳烈伤阴,与酸味白芍合用,既补经脉营血之虚,又制细辛耗气伤阴之偏,祛邪不伤正,补益而无滋腻留邪之弊,效果显著。

2. 通络贯穿始终　风、寒、湿、热、痰、瘀等邪气滞留肢体筋脉、关节、肌肉,经络闭阻,不通则痛,是痹证的基本病机。病初以邪实为主,邪在经脉,累计筋骨、肌肉、关节。邪痹经脉,络道阻滞,影响气血津液运行输布,血滞为瘀,津停为痰,痰浊瘀血在疾病的发展过程中起着重要作用。方教授认为此时主要病机为邪气痹阻经络,治疗上以通络为主。针对邪气的寒热,予以散寒通络或清热通络之法。痹证日久,耗伤气血,损及肝肾,病理性质虚实相兼;部分患者肝肾气血大伤,而筋骨肌肉疼痛酸楚症状较轻,而呈现以正虚为主的虚痹。后期虚实夹杂,祛邪通络的同时,需重视扶正,标本兼顾。

3. 藤类药物的应用

(1) 鸡血藤:为豆科攀援灌木密花豆(三叶鸡血藤)或香花崖豆藤(山鸡

血藤)的藤茎。性味归经：苦、微甘,温。入肝经。功效：行血补血;舒筋活络。应用：用于风湿痹痛、肢体麻木、腰膝酸痛。鸡血藤既可祛风除湿、舒筋络,又能补血活血,对风湿日久,血虚体弱者尤宜,多配桑寄生、杜仲、半枫荷、枫香寄生等药用,方如鸡血藤汤。有其祛风通络之功,兼治中风后遗之手足痿软,麻木不仁,眩晕头胀等症,常配桑椹子、三七、五加皮、淮牛膝等药用。用于月经不调,经行不畅、痛经、闭经等属血虚有瘀者。本品为调经良药,既活血又能补血,常配伍当归、川芎、熟地黄、白芍等药用。用于血虚之眩晕、心悸、肢体麻木、唇甲淡白。据报道,以鸡血藤60~120克,鸡蛋2~4枚,水煎服,治疗再生障碍性贫血有良效。本品亦有升高白细胞计数的作用,用治肿瘤患者在放射治疗过程中引起的白细胞减少,可配黄芪、大枣等药用,亦可单味制成糖浆胶。用法用量：15~60克,水煎服。亦可制成鸡血藤膏应用。使用注意：本品较腻滞,易于引起胃胀,脾虚湿盛或气滞者,不宜使用。

（2）络石藤：为夹竹桃科攀援木质藤本植物络石的带叶藤茎。性味苦、微寒。入心、肝经。功效：祛风通络,清热消肿。应用：用于风湿性关节炎,尤以筋脉拘挛,肌肉酸痛,关节屈伸不利者,更为适宜。然而,本品性苦,微寒,祛风通络兼能清热,故多用于痹痛偏湿热者,常配忍冬藤、桑枝、秦艽等用。用治喉痛、痛肿。本品清热凉血而消肿,单用水煎,慢慢含咽,可治咽喉肿痛：如急性扁桃体炎、咽炎,常配射干、桔梗等用,方如络石汤。治热毒痈疮,常配皂角刺、乳香、瓜蒌等用,方如《外科精要》止痛灵宝散。用量用法：6~15克,水煎服。使用注意：阳虚寒盛的痹痛,大便溏泄者,不宜服用。

（3）忍冬藤：为忍冬科多年生绿缠绕灌木金银花的幼嫩藤茎。性味归经：甘,寒。入心、肺经。功效：清热解毒,祛风通络。应用：用于风湿热痹,关节红肿,屈伸不制之证。本品功效与金银花相似,但祛风通络优于金银花。常用于风湿性关节炎、类风湿性关节炎而见关节屈伸不利、红肿热痛者,可配络石藤、桑枝、豨莶草、薏苡仁等同用。如用治关节筋络拘挛者,可配宽筋藤、络石藤、鸡血藤、海风藤等药,煎水熏洗患处。

第二节 痿 证

痿证是指肢体筋脉迟缓,手足痿软无力,日久因不能随意运动而致肌肉萎缩的一种病证,以下肢不能随意运动及行走者较为多见。中医对"痿证"早在 2000 年前即有较深刻的认识。《黄帝内经》设"痿证"专篇,对痿证的病因病机作为较为系统详细的描述,提出了"肺热叶焦"为主要病机的观点和"治痿独取阳明"的基本大法,并根据病因影响脏腑的不同,分为脉痿、肉痿、骨痿、筋痿、皮臂等五痿,并认为痿证主要与肺胃肝肾四脏有关。这些基本原则直到今天仍然对临床有着重要的指导意义。

一、病因病机

中医认为痿证发生的原因颇多,如阴血虚则濡养不足;阳气虚则温煦不充;湿痰着滞、瘀血停留阻遏气机,妨碍血运,皆能导致筋骨、肌肉、皮肤失养,发为痿证。临床以肺热津伤,湿热浸淫,脾胃亏虚,肝肾亏损、髓枯筋痿四个类型最为常见。

1. 肺热津伤　　津液不布感受温热毒邪,高热不退,或病后余热燔灼,伤津耗气,皆令"肺热叶焦",不能布送津液以润泽五脏,遂致四肢筋脉失养,瘦弱不用。此即《素问·痿论》"五脏因肺热叶焦,发为痿留"之谓也。以上病机重点在于肺热叶焦,导致五脏失濡,筋脉失养。若不及时调治,可能重伤五脏精气,使痿病更加严重。

2. 湿热浸淫　　气血不运久处湿地,或冒雨露,浸淫经脉,使营卫运行受阻,郁遏生热,久则气血运行不利,筋脉肌肉失却濡养而弛纵不收,成为痿病。即《素问·痿论》曰:"有渐于湿,以水为事,若有所留,居处相湿,肌肉濡渍,痹而不仁,发为肉痿。"也有因饮食不节,如过食肥甘,或嗜酒,或多食辛辣,损伤脾胃,内生湿热,阻碍运化,导致脾不输运,筋脉肌肉失养,而发生痿病。同时阳明湿热不清,易灼肺金,加重痿病。以上病机重点在脾胃,湿热困脾,久则伤及中气,转为脾虚湿热,虚实互见,或流注于下,伤及肾阴。

3. 脾胃亏虚　　精微不输脾胃为后天之本,素体脾胃虚弱,或久病成虚,中气受损,则受纳、运化、输布的功能失常,气血津液生化之源不足,无以濡养五脏,运行血气,以致筋骨失养,关节不利,肌肉瘦削,肢体痿弱不用。如果原有痿病,经久不愈,导致脾胃虚弱则痿病更加严重。《医宗必读·痿》云:"阳明者胃也,主纳水谷,化精微以资养表里,故为五脏六腑之海,而下润宗筋……主束骨而利机关","阳明虚则血气少,不能润养宗筋,故弛纵;宗筋纵则带脉不能

诊余心悟

收引,故足痿不用",即是造成痿病进展的原因。以上病机重点在脾胃二经,多属虚证。但脾胃虚弱,往往夹杂湿热内滞,或痰湿不化。

4. 肝肾亏损,髓枯筋痿 素来肾虚,或因房色太过,乘醉入房,精损难复,或因劳役太过,罢极本伤,明精亏损,导致肾中水亏火旺,筋脉失其营养,而成痿病。或因五志失调,火起于内,肾水虚不能制,以致火烁肺金,肺失治节,不能通调津液以溉五脏,脏气伤则肢体失养,发生痿病。因此正如《儒门事亲·指风痹痿厥近世差玄说》曰:"痿之为状……由肾水不能胜心火……肾主两足,故骨髓衰竭,由使内太过而致然。"

由上可知,痿病的病因有外感、内伤。病位虽在肌肉筋脉,但关乎五脏,尤以肝肾肺胃最为密切,因肝藏血主筋,肾藏精生髓,津生于胃,肺通调布散津液,故《临证指南医案·痿》强调本病为"肝肾肺胃四经之病"。其病机则为热伤肺津,津液不布;湿热浸淫经络,气血不运;脾胃受损,气血精微生化不足;肝肾亏损,髓枯筋痿。而且这些病机常可互相传变,如肺热叶焦,津失敷布,则五脏失濡,内热互起;肾水不亏,水不制火,则火灼肺金,导致肺热津伤;脾虚与湿热更是互为因果,湿热亦能下注于肝肾,伤及肝肾之阴。归根结底,痿病是由五脏内伤,精血受损,肌肉筋脉失于滋养所致。故其病理性质有虚有实,一般是热证、虚证居多,虚实夹杂者亦不少见。热证以虚热为多,湿热为患则属实;虚证为精血亏虚,亦有气虚者;因虚不运,痰湿、死血、湿热、湿邪、积滞等,都可兼夹发生。故《证治汇补·痿必》说:"内热成痿,此论病之本也,若有感发,必因所挟而致。"

二、辨证分型

1. 辨证要点

(1)辨虚实凡起病急,发展较快,肢体力弱,或拘急麻木,肌肉萎缩尚不明显,属实证;而起病缓慢,渐进加重,病程长,肢体弛缓,肌肉萎缩明显者,多属虚证。

(2)辨脏腑发生于热病过程中,或热病之后,伴咽干咳嗽者,病变在肺;若面色萎黄不华,食少便溏者,病变在脾胃;起病缓慢,腰脊酸软,遗精耳鸣,月经不调,病变在肝肾。

2. 治疗原则

(1)独取阳明:即指治痿病应重视调理脾胃,因脾胃为后天之本,肺之津液来源于脾胃,肝肾的精血来源于脾胃的生化,只有脾胃健运,津液精血之源生化,才能充养肢体筋脉,有助于痿病的康复。所谓调理不尽属于补益,脾胃虚弱者固当健脾益胃,而脾胃为湿热所困者,又当清胃火去湿热,皆属治阳明调理之法。所谓"独取",乃重视之意,不应理解为"唯独"之法。

（2）泻南补北：南方属火,北方属水,即治痿病应重视滋阴清热,因肝肾精血不足,不独不能濡养筋脉,且阴虚则火旺,火旺则阴更亏,故滋阴可充养精血以润养筋骨,且滋阴有助降火;外感热毒,当清热解毒,火清热去则不再灼阴耗精,有存阴保津之效。若属虚火当滋阴以降火。若湿热当清热化湿而不伤阴。

（3）治兼夹证：在调理脾胃、滋阴清热的基础上,对痿病的兼夹证要予以兼顾治疗,视其所夹湿热、痰湿、瘀血、积滞等,分别治以清湿热、化痰浊、祛瘀血、消积滞或清郁热等,辨证论治,才能收效。

（4）慎用风药：因治风之剂,皆发散风邪,开通腠理之药,若误用之,阴血愈燥酿成坏病。至于因七情六欲太过而成痿者,必以调理气机为法,盖气化改善,百脉皆通,其病可愈。即吴师机所谓"气血流通即是补"之理。

3. 分证论治

（1）肺热津伤证

证候：病起发热之时,或热退后突然肢体软弱无力,皮肤枯燥,心烦口渴,咽干咳呛少痰,小便短少,大便秘结,舌红苔黄,脉细数。

治法：清热润肺,濡养筋脉。

方药：清燥救肺汤。

组方：人参、麦冬、生甘草甘润生津,益气养阴;生石膏、霜桑叶、苦杏仁、火麻仁宣肺清热,润燥降逆;蜜炙枇杷叶、阿胶、炒胡麻仁润肺滋阴清燥。壮热、口渴、汗多者,则重用生石膏,还可加银花、连翘以清热解毒,养阴生津。咳呛少痰者,加炙瓜蒌、桑白皮、川贝、知母润肺止咳化痰。咽干不利者,加花粉、玉竹、百合养阴生津。若身热退净,食欲减退,口燥咽干较甚者,证属肺胃阴伤,宜用益胃汤加薏苡仁、山药、生谷芽之类,益胃生津。

本证肺热而津已伤,勿滥用苦寒、香燥、辛温之品重亡津液,可佐养胃清火之药,如沙参、玉竹、山药之类,胃火清则肺金肃,也是"治痿独取阳明"之法。

（2）湿热浸淫证

证候：四肢痿软,肢体困重,或微肿麻木,尤多见于下肢,或足胫热蒸,或发热,胸脘痞闷,小便赤涩;舌红苔黄腻,脉细数而濡。

治法:清热燥湿,通利筋脉。

方药:加味二妙散。

组方:黄柏苦寒清热燥湿;苍术健脾燥湿;萆薢导湿热从小便而出;当归、牛膝活血通络;龟板滋阴潜阳,养肾壮骨。全方合用,有清化下焦湿热,而又不伤阴之效。若湿盛,伴胸脘痞闷,肢重且肿者,可加厚朴、薏苡仁、茯苓、泽泻理气化湿。若长夏雨季,酌加藿香、佩兰芳香化浊。若形体消瘦,自觉足胫热气上腾,心烦,舌红或苔中剥,脉细数,为热甚伤阴,上方去苍术加生地黄、麦冬以养阴清热。如肢体麻木,关节运动不利,舌质紫,脉细涩,为夹瘀之证,加赤芍、丹参、红花活血通络。

本证重在清热燥湿,不可急于填补,以免助湿恋邪,或热已伤阴,则应清养,仍需注意养阴而不得碍湿。

(3)脾胃亏虚证

证候:肢体痿软无力日重,食少纳呆,腹胀便溏,面浮不华,神疲乏力,舌淡,舌体胖大,苔薄白,脉沉细或沉弱。

治法:健脾益气。

方药:参苓白术散。

组方:人参、白术、山药、扁豆、莲子肉甘温健脾益气;茯苓、薏苡仁健脾渗湿;陈皮、砂仁和胃醒脾。若肥人多痰,可用六君子汤补脾化痰。中气不足,可用补中益气汤。心悸气短者,加黄芪、当归益气生血。如肌肉麻木不仁,苔白腻者,加橘络、白芥子化痰通络;消瘦,舌质紫暗者,可用圣愈汤益气养血,再加桃仁、红花、牛膝活血化瘀。

(4)肝肾亏损证

证候:起病缓慢,四肢痿弱无力,腰脊酸软,不能久立,或伴眩晕、耳鸣、遗精早泄,或月经不调,甚至步履全废,腿胫大肉渐脱,舌红少苔,脉沉细数。

治法:补益肝肾,滋阴清热。

方药:虎潜丸。

组方:虎骨(可用狗骨代)、牛膝壮筋骨利关节;锁阳温肾益精;当归、白芍养血柔肝荣筋;黄柏、知母、熟地黄、龟板滋阴补肾清热;少佐陈皮以利气,干姜以通阳。本方治肝肾阴亏有热的痿病,为肝肾亏损证的基本方。

热甚者去锁阳、干姜,或用六味地黄丸加牛骨髓、猪骨髓、鹿角胶、枸杞子、砂仁治之。若兼见面色萎黄不华,心悸,舌淡红,脉细弱者,加黄芪、党参、当归、鸡血藤以补养气血。

若久病阴损及阳,症见怕冷,阳痿,小便清长,舌淡,脉沉细无力者,不可用凉药以伐生气,虎潜丸去黄柏、知母,酌加鹿角片、补骨脂、肉桂、附子等补肾壮阳。此外,也可加紫河车粉,或用牛骨髓、猪骨髓煮熟,捣烂和入米粉,再用白糖或红糖调服。

本证以阴虚挟热者为多,但应分清有热无热,虚火当滋肾,无火当填精,若阳虚者则又当温煦为治。

各证都可结合针灸、推拿、气功等综合治疗,有助于提高痿病的治疗效果。

(5)瘀血阻滞证

证候:四肢软弱无力,或麻木不仁,筋脉抽掣,甚者痿枯不用,舌紫唇青,或舌见瘀斑,四肢脉络青涩,脉涩滞。

治法:活血祛瘀,补肾强骨。

方药:血府逐瘀汤。

组方:桃仁破血行滞而润燥,红花活血化瘀以止痛,共为君药。赤芍、川芎助君药活血化瘀;牛膝长于祛瘀通脉,引瘀血下行,共为臣药。当归养血活血,祛瘀生新;生地黄凉血清热除瘀热,与当归养血润燥,使祛瘀不伤正;枳壳疏畅胸中气滞;桔梗宣肺利气,与枳壳配伍,一升一降,开胸行气,使气行血行;柴胡疏肝理气,为佐药。甘草调和诸药,为使药。本方为活血祛瘀药、行气药、养血药合用,活血而又行气,祛瘀而又生新,可作为通治一切血瘀气滞的基础方。

4.转归预后 本病的各证候间常相互转化,如外感湿热,热盛伤津,可转化为肺胃阴虚;若湿热浸淫,迁延日久,下注肝肾,则致肝肾亏损;如肝肾阴虚,日久不复,阴损及阳则出现阳虚证候,或为阴阳两虚之证;痿病日久,影响气血运行,则常挟瘀滞。

本病的预后决定于发病原因、起病经过、病情轻重及治疗当否等。一般外感所致,起病虽急,若治疗及时,诊治无误,部分病例可获痊愈,预后亦佳;若外感致痿,失治误治,以及内伤成痿,缓慢起病,但渐至于大肉脱削,百节缓纵不收,脏气损伤已可概见,虽经多年治疗,效果多欠佳,预后也差。若出现呼吸困

诊余心悟

难,吞咽困难,为肺脾脏气极虚的表现,预后较差。

5. 预防与调摄　针对病因预防,如锻炼身体,增强体质,防潮湿,适寒温,避免感受外邪;饮食有节,起居有时,不妄作劳及根据体质服用一些药物,如易感冒者服用玉屏风散,脾胃虚弱者服用六君子丸,老年人常服六味地黄丸等,可起到一定的预防作用。

突然发病或发热的患者,应卧床休息。对高热患者应注意病室通风和降温处理。对神志昏迷、呼吸困难、吞咽困难者,应特别护理,密切观察病情,及时作出应急处理。对痿废的肢体要进行按摩、理疗、锻炼以免肌肉进一步萎缩;长期卧床者,要按时帮助翻身,避免褥疮发生,同时做好防寒保暖,避免冻伤和烫伤。饮食上宜清淡而富于营养,少食辛辣肥甘、醇酒,以免助热生痰。

三、痿证调养

1. 注意节慎房事,避免损耗肾精　贪淫好色,房事太过,纵欲耗精,导致骨枯髓减,是痿证形成的重要原因。正如《素问·痿论》指出:"思想无穷,所愿不得,意淫于外,入房太甚,宗筋弛纵,发为筋痿。"因此,预防痿证,贵在节欲保精,力慎房事,节勿房事过度。

科学的性生活,应该是在晚婚之后,行房有度,合房有术。20~29岁之间的人,每4天行房1次,30~39岁之间的人,每8天行房1次,40~49岁之间的人,每16天行房1次,50~59岁之间的人,每20天行房1次,60岁以后的人,最好断绝房事。若体力犹壮,可每月1次。同时,要懂得行房禁忌:酒后、情绪不好、身体疲劳、气候异常时勿行房事,避免滥用壮阳药物,刺激性欲勉强行房,以保肾精,免发痿证。

2. 保持精神乐观,避免七情过极　七情过极常是痿证发病的直接或间接原因。七情之中,尤其悲哀、思虑、忧伤、惊恐等情志变化是易伤耗精气神,导致正气内虚,肢体失养而发痿证。因此,平时要养成积极向上的乐观主义精神,思想宁静,心胸宽广,"志闲少欲",顺应自然。

避免过度劳神,患得患失,多愁善感,忧郁寡欢。凡事要与人为善,严于律己,宽以待人,光明磊落,安然处世,遇到突如其来的变化和打击要冷静思索,认真分析,妥善处理,避免惊慌失措,使思想经常处在乐观的状态之中。

四、痿证预防建议

1. 父母精血旺盛,先天禀赋强壮 痿证的发生,既可由后天因素所致,也可由先天因素所造成。如进行性肌营养不良症等类似于痿证者,都与遗传有关。因此,对于痿证的预防来说,其父母精血是否充盛、身体状况如何、是否适宜婚配、有无遗传疾病都是至关重要的因素。只有父母精血充盛,身体强壮,没有遗传疾病,其子先天禀赋良好,才能避免痿证的发生。因此,痿证重要预防,既要自身保重,又要责之于父母。

2. 谨适气候居处,避免六淫为患 痿证的发生常与自身摄护不慎有关。诸如自然界的湿、寒、热、暑等六淫邪气趁机而入,侵害身体而发生痿证,现代医学多责之于细菌、病毒感染。因此,预防痿证必须顺应四时气候变化,御寒保暖、避暑防热,谨防湿气。居室应清洁干燥、通风透光,外出活动要注意气候寒温,适当增减衣服,防止感冒。尤其要避免久卧湿地或遭雨淋湿,避免出汗后湿衣久著于身。长期在水中作业者,或在岁土太过,湿气偏盛之年,以及长夏暑湿之季,更当格外注意防止湿气侵袭,而发痿证。

3. 加强体质锻炼,保持气血通畅 常参加一定的体育锻炼,能使气血流通,关节疏利,筋骨强健,肌肉发达,肢体活动有力,脏腑功能旺盛,不致痿证发生。因此,养成良好的体育习惯,常做体操,打太极拳、练"五禽戏"、八段锦,以及跑步、打球等,都对痿证的预防具有积极意义。

五、痿证患者饮食的注意事项

痿证是肢体筋脉弛缓软弱废用的病证。调畅肢体气血,恢复肢体功能活动是痿证调护的关键。肢体活动功能训练可采用主动练功和被动练功两种,从内容上可有传统体育训练、生活作业训练等不同。若肢体瘦削枯萎,运动无力,不能步履,卧床阶段可采用卧位被动练功,随时变换姿势,防止"畸形"发生。继则采取主动练功训练,如坐位、立位和步行练功。根据病情,可选用相应的导引、按摩、气功以及五禽戏、八段锦等传统体育锻炼方法。生活作业方法更为实用易学。若上肢活动障碍者,采用写字、投掷、接球、弹琴、编织、拨算盘等,若下肢活动受限者,采用踏三轮车、缝纫等作业训练方法。

除肢体功能训练调护之外,痿证的饮食调护也很重要,重在增加营养,增

诊余心悟

强体质。在主食的基础上,要加用补益脾肾的八宝粥、龙眼肉粥、山药粥、海参粥和补益精血的肉食。平时要多食豆芽菜、菠菜、白菜、萝卜、西红柿等蔬菜,饮甘泉水、柠檬汁等饮料,尤以牛乳、丰乳为佳。水果宜多食山楂、大枣、橘柑之类。有饮酒习惯者,可适量饮用果酒,如葡萄酒、啤酒之类。饮食宜五味得当,不可偏嗜。避免暴饮暴食,尤其是饱餐高糖饮食,对周期性麻痹,临床表现为反复发作的全身性瘫痪患者,应当禁忌。同时还要注意食品可口,易于消化吸收,特别是对一些吞咽难者,要少食多餐,给予半流质饮食,既有利于吞咽和消化吸收,又避免流质饮食引起的呛咳。

六、医案举隅

案例1:李某,女,57 岁。2010 年 10 月 5 日初诊。

主诉:反复腰背痛 2 年余。

病史:患者诉近 2 年来无明显诱因下出现腰背酸痛,时轻时重,有晨僵,活动后好转,伴有眩晕,耳鸣,四肢沉重乏力。患者于 49 岁绝经,当时曾服用大量的补钙药物。查体:面色少华,轻度驼背,腰部活动度受限,脊柱存在广泛压痛,直腿抬高试验(一),舌红少苔,脉沉细数。胸腰段 X 线检查提示:脊柱(胸腰段)后凸变形,骨小梁稀少,各椎体呈鱼尾状改变。

西医诊断:骨质疏松症。

中医诊断:痿证。

辨证:肝肾亏虚证。

治则:补肝肾,强筋骨。

处方:虎潜丸加减进行治疗。虎骨 20 克,牛膝 20 克,肉苁蓉 15 克,锁阳 15 克,熟地黄 20 克,当归 10 克,白芍 10 克,黄柏 10 克,知母 10 克,龟板 10 克,琥珀 20 克,陈皮 9 克。水煎服,每日服 1 剂,分 2 次服下,共用药 2 周。

二诊:2010 年 10 月 30 日。患者自述诸症有所减轻,睡眠欠佳,多梦易醒。于是在前方中加入夜交藤 30 克,生龙齿(先煎)20 克,嘱该患者再继续用药 2 周。

三诊:2010 年 11 月 17 日。患者自述晨僵、腰背酸痛的症状明显减轻,睡眠好转。按前方继续为该患者治疗 1 个月余,以巩固疗效。同时,嘱该患者进行适当的锻炼,经常晒太阳,多摄入富含钙质及蛋白质的饮食。在半年后对该患者进行随访时发现,其不适的症状基本消失,经骨密度检查其骨量恢复正常。

按语:该患者是一位绝经后女性,其病情的辨证乃属肝肾亏虚证,故治以虎潜丸加减进行治疗。方中虎骨、牛膝补肝肾强筋骨利关节;肉苁蓉、锁阳温肾益精,配熟地黄滋阴养血、补精益髓;当归、白芍养血柔肝荣筋;黄柏、知母、熟地黄、龟板滋阴补肾清热;琥珀聪耳明目;少佐陈皮以利气。本方治肝肾阴亏有热的痿病,为肝肾亏损证的基本方。效果显著。

案例2:刘某,男,30岁。2008年10月30日初诊。

主诉:消瘦,进行性四肢萎缩无力,行走困难半年。

病史:患者诉半年前无明显诱因出现四肢进行性萎缩无力,双下肢行走、坐卧、起立难以完成,症状逐渐加重,曾在某医院治疗未效。刻诊:形体瘦削,四肢肌肉明显萎缩,双肩胛呈鹰咀肩,坐卧起立时需双手撑扶助力。舌淡红,苔白厚,脉弦细。

西医诊断:进行性肌营养不良。

中医诊断:痿证。

辨证:气阴不足,虚中夹湿。

治则:益气养阴祛湿。

处方:黄芪、党参各20克,麦冬、石斛各20克,防风、蒲公英、续断、杜仲、防己各12克,绵茵陈、茯苓、薏苡仁各30克,淫洋藿、佩兰各10克,泽泻15克。3剂,每日1剂,早晚分服。

二诊:2008年11月5日。脉症如前,久病累及肝肾,需调补肝肾方可除病。治宜益气,平补肝肾。处方:黄芪、绵茵陈各30克,何首乌、生地黄各20克,党参、泽泻、菟丝子、续断各15克,五味子10克,14剂。

三诊:2008年12月7日。肢体活动较前有力,症状稍有好转。上法出入,又服20剂。

四诊:2009年1月3日。四肢活动明显好转,能由坐卧位起立,各症均改善,舌淡红,苔白微厚,脉弦细。法仍守滋阴补气,益肾壮骨,又服20剂。

五诊:2009年1月23日。双上肢较为有力,双下肢活动功能正常,能够骑单车和驾驶摩托车,能挑30千克以上重物行走,坐卧起立自如,功能恢复正常。

按语：本例痿证由于素体气阴两虚，又受湿邪内侵，湿热交灼津液，困阻经脉，经脉失养而成痿。治以攻补兼施，补以益肾行气，填培真阴，恢复先天肾主骨功能，攻以利湿，通达经络，故收效颇佳。

案例3：患者女，67岁。2013年11月12日初诊。

主诉：反复腰背部疼痛5年，加重3日。

病史：患者感腰背疼痛，活动受限，转侧困难，夜重日轻，腰膝酸软无力，畏寒肢冷，面色苍白，头目眩晕，神疲倦怠，纳差，小便清长，舌淡，苔白，脉沉细弱。腰椎正侧片示腰椎退行性变。骨密度仪测定：L_1 1.42，L_2 1.84，L_4 1.59，Ward 2.05，g.T. 1.44。血、尿、大便常规，心电图，肝、肾功能，血钙、血磷正常。

西医诊断：骨质疏松症。

中医诊断：痿证。

辨证：肾阳虚兼脾虚证。

治则：温肾壮阳，益气健脾。

处方：淫羊藿20克，补骨脂20克，肉苁蓉20克，杜仲15克，白芍15克，桂枝15克，川断12克，牛膝10克，白术15克，黄芪20克，甘草8克，嘱患者煎服，每日晨起空腹和睡前服用。

二诊：2013年11月16日。腰背部疼痛明显减轻，活动度较前好转，纳食增加，周身较前有力。原方加减续用。

三诊：2013年11月20日。腰背疼痛症状较前又有明显减轻，床上自如翻身，日常活动基本不受影响，饮食正常，睡眠正常。继续守方加减续服。

3个月后，我院内分泌科门诊随访，患者腰背疼痛症状消失，行走如常，血尿便常规、肝肾功能及血钙、血磷正常。

七、临证体会

1. 治痿独取阳明　痿证临床表现为四肢麻木不仁，步行维艰，甚者肢体瘫痪，渐至肌肉萎缩。多为湿热燥火致肺热叶焦，邪热灼伤血脉或阳明湿热伤筋，脾胃运化功能失常或肝肾亏损、精血不足，使筋失濡养而发病。痿证是指肢体筋脉弛缓软弱无力，渐至肌肉萎缩不能随意运动的一类疾病。"治痿独取阳明"语出《素问·痿证》篇。足阳明胃与足太阴脾互为表里。阳明经多气多血,为十二经之长,主润宗筋,宗筋主管约束骨节,而使关节滑利。阳阳虚宗筋失养,是痿证的主要病机,所以治痿独取阳明,以培补气血生化之源。

2. 重视活血通络 痿病日久多易生瘀,根据病程选活血化瘀药,病轻或新得者,取卷柏、莪术,病久或较重者多用水蛭、地鳖虫。同时也注重化痰除湿通络,运用此法常注意分清夹热夹寒,有热者多用木瓜、黄柏、薏苡仁,偏寒者多用苍术。

3. 重视调畅气血 痿证日久,坐卧少动,气血亏虚,运行不畅,因此,在治疗时,可酌情配合养血活血通脉之品。若元气亏损,气虚血滞成痿,又当补气化瘀。若因情欲太过而成痿者,必以调理气机为法,盖气化正常,气机畅顺,百脉皆通,其病可愈。

八、跟师心得

1. 病因病机 骨质疏松症是一种以骨量降低和骨组织微结构破坏为特征,导致骨脆性增加和易于骨折的代谢性骨病。其最大危害是骨折。骨微结构决定骨质量,骨微结构破坏是骨质疏松性骨折发生的直接原因。中医学虽无骨质疏松明确病名,但根据其临床表现及发病机制,当属骨痿、骨痹的范畴。《素问·痿论》云:"肾气热,则腰脊不举,骨枯而髓减,发为骨痿。"骨痿的基本病理是"骨枯而髓减"。"骨枯"相当于骨组织显微结构退化改变,表现为骨小梁变细、变稀、断裂,使骨组织的正常荷载功能发生改变,骨脆性增加;"髓减"相当于骨量减少,骨量减少包括骨基质和骨矿质两者等比例减少。

(1) 肾虚为本:方教授认为,本病病因病机的关键在于各种原因所致的肾虚。《素问·六节脏象论》云:"肾者,封藏之本,精之处也,其华在发,其充在骨。"肾为先天之本,肾藏精,主骨生髓,"精足则髓足,髓在肾内,髓足则骨强",故肾虚必然会导致骨骼的发育异常。《黄帝内经》认为,肾虚包括"肾气胜"和"肾气热"之阴阳两端。"肾气胜"乃"肾水(阴)之气胜"导致阳衰,孤阴不长;"肾气热"即肾阴虚,肾精枯涸。《素问·上古天真论》中阐述了女子以七、男子以八为基数的人体增龄性变化,女子五七男子五八之后,肾气渐衰,其主骨生髓功能渐渐衰落,终至生骨不能,导致骨质流失。

(2) 脾虚:方教授认为,脾虚是骨质疏松症的重要病机。脾主运化,为后天之本,气血生化之源,脾虚导致化源不足,骨髓失养;脾在体合肌肉、主四肢。

脾胃运化正常,则气有源,筋骨得养,强壮有力。若摄入不足,或饮食不节,嗜食膏粱厚味,嗜酒、偏食,或饥饱失调,导致脾胃受损,脾虚化源不足,导致肌肉瘦削,四肢痿废不用。《素问·太阴阳明论》云:"今脾病不能为胃行其津液,四肢不得禀水谷气,气日以衰,脉道不利,筋骨肌肉,皆无气以生,故不用焉。"李东垣《脾胃论》曰:"脾病则下流乘肾,土克水,则骨乏无力,是为骨蚀。"指出了"骨蚀"是由脾虚而导致肾虚。

方教授认为,在病机上,脾肾相互影响,脾虚可引起肾虚,肾虚亦可导致脾虚。若脾虚不能运化,肾精乏源,或肾精本虚,脾肾俱虚,则骨髓空虚,骨骼失养,骨量减少,最终导致骨质疏松。

(3)血瘀:气滞血瘀、瘀血阻络是导致骨质疏松症的一个重要因素。血瘀型多见于绝经后女性骨质疏松症。"七七,任脉虚,太冲脉衰少,天癸竭,地道不通,故形坏而无子也。"女子随着年龄的增长,肾中精气渐衰,天癸渐竭,骨骼逐渐变得痿软,进而导致骨的退变疏松;同时,女子绝经后,肝肾不足,脾胃气虚,由虚致瘀,虚实夹杂,最终导致气血津液不足,骨失所养而发骨质疏松症。疼痛是骨质疏松症最常见、最主要的症状。"痛则不通",疼痛是瘀血阻络的主要临床表现之一。瘀血一旦形成,不但在局部产生疼痛症状,而且使气血运行障碍,营养物质不能濡养脏腑,引起脾肾俱虚,骨骼失养,脆性增加,加重骨质疏松症。

(4)肝失调达:肝藏血,主筋。若情志抑郁或暴怒伤肝,或外邪阻滞致肝气郁结,气机不畅,影响脾则脾失健运,气血化生不足而不能濡养筋骨;影响肾则致精藏失职,肾精亏虚而不能充养,亦致骨痿。《素问·上古天真论》云:"肝气衰则筋不能动。"

(5)外邪侵袭:久居寒湿或饮酒当风,寒湿之邪乘虚而入,气血痹阻;外力致伤,伤及筋骨,气滞血瘀。《素问·痿论》曰:"骨痿者,生于大热也。"认为是由于热伤津,阳热之气内伐而舍于肾,致水不胜火而来。《素问·气交变大论》则曰:"岁土太过,雨湿流行,肾水受邪,民病足痿不收,行善,脚下痛……岁火不及,寒乃大行,复则病疾痹,足不任身。"认为寒湿乃是导致本病的外在原因之一。

由以上可知,本病的病性主要在于本虚标实,本虚以肾为主,涉及脾气、肝阴及气血不足;标实多为胃火、瘀血、气郁。本病的基本病机在于肾阳衰惫、命门火衰,而致精血不足、筋骨失养或脾胃虚损,无以运化水谷精微。病位在肾,与肝、脾、胃有关。本病初起多由肾精先亏、督脉空虚,筋骨失养,抗邪无力,致使外邪乘虚而入,而出现腰背疼痛、四肢关节疼痛等症。寒湿之邪久留,更伤正气,病程日久,痹阻经脉,使病情加重。

2. 辨治方法

(1) 辨证论治:方教授临证非常注重对骨质疏松症的辨证施治。方教授根据多年来治疗本病的临床经验,及对本病病因病机的仔细分析,将骨质疏松症分为5个证型:肾阳虚证,肾阴虚证,肝肾阴虚、虚火上亢证,气血亏虚证,气滞血瘀证。

1) 肾阳虚证:腰背疼痛,夜重日轻,或背部肌肉强直感,重者出现驼背或骨折,腰膝酸软无力,足跟疼痛,伴面色苍白或黧黑,畏寒肢冷,头目眩晕,神疲倦怠,小便清长,舌淡,苔白,脉沉细弱。治宜温肾壮阳,选用附子、白芍、桂枝、淫羊藿、川断、牛膝、甘草等。若兼气滞血瘀者,加当归、鸡血藤;剧痛者加乳香、没药;小便清长着,加益智仁。

2) 肾阴虚证:腰背关节酸痛,时有骨痛,骨蒸潮热,伴有疲乏少力,五心烦热,失眠多梦,口燥咽干,心悸烦闷,头晕耳鸣,舌质红,苔少,脉弦细而数。治宜补肾滋阴。选用生地黄、熟地黄、桑寄生、何首乌、甘草、龟甲等。兼气血两虚者,加黄芪、芍药;合并肾阳虚者,加杜仲、附子。

3) 肝肾阴虚、虚火上亢证:骨蒸潮热,盗汗,腰酸腿软,两颧潮红,眩晕耳鸣,心烦易怒,舌红少苔,脉迟数而有力。治宜补肾阴,泻虚火。选用黄柏、知母、熟地黄、山萸肉、旱莲草、丹皮、地骨皮等。盗汗加浮小麦、煅龙骨、煅牡蛎。

4) 气血亏虚证:腰酸腿痛,筋骨痿弱无力,疼痛绵绵,步履艰难,神疲乏力,舌淡,苔白,脉沉细。治宜补益气血,壮健筋骨。选用龟胶、鹿胶、何首乌、川牛膝、熟地黄、黄芪、党参、白芍、骨碎补等。纳差加白芍、砂仁。

5) 气滞血瘀证:腰背酸痛,活动受限,或四肢关节变形,胁肋胀闷,走窜疼痛,性情急躁,或胁下痞块,刺痛拒按,舌暗红,苔白腻,脉沉弦。治宜活血行气化瘀。选用桃仁、红花、独活、羌活、桑寄生、杜仲、牛膝、当归等。肢体麻木者,加五加皮、木瓜,疼痛日甚者,加乳香、没药。

(2) 综合治疗:除了中药治疗外,方教授非常注重对患者的综合治疗。中药熏蒸法,选用祛风散寒、补肾通络中药,如杜仲、牛膝、透骨草、伸筋草、艾叶、生川乌、乳香、没药、五加皮、威灵仙等,按比例粉碎混匀,每次取药粉 500 克,加水 10 倍熏蒸,每次 30~40 分钟,每日 1 次。针灸疗法,取大椎、大杼、命门、足三里、悬钟等穴针刺,或艾条灸百会、大椎等穴,或选取耳穴子宫、肾、内分泌、脾等穴,采用埋针疗法。指导患者心理保健,保持心情舒畅,防止长期忧郁产生厌食症,影响钙、磷等元素的吸收;告知患者适当的运动和锻炼有益于减少骨质疏松的发生。在 1 周内进行 3~4 次运动,每次保持 30 分钟以上,运动强度可采取最大心率的 60%~70%。如打太极拳、八段锦、步行、长跑、骑自行车和游泳等。饮食上,提倡饮食有节,防止暴饮暴食,忌食膏粱厚味和醇酒辛辣、过咸伤肾之品,戒烟戒酒。绝经后妇女和老年人保证摄入充足的钙尤为重要。同时,注意避居湿地、防御外邪侵袭,定期检查骨密度。

第三节　虚　劳

虚劳又称虚损,是由于禀赋薄弱、后天失养及外感内伤等多种原因引起的,以脏腑功能衰退,气血阴阳亏损,日久不复为主要病机,以五脏虚证为主要临床表现的多种慢性虚弱症候的总称。

一、病因病机

多种原因均可导致虚劳。《理虚元鉴·虚症有六因》所说的"有先天之因,有后天之因,有痘疹及病后之因,有外感之因,有境遇之因,有医药之因",对引起虚劳的原因作了比较全面的归纳。多种病因作用于人体,引起脏腑气血阴阳的亏虚,日久不复而成为虚劳。结合临床所见,引起虚劳的病因病机主要有以下五个方面:禀赋薄弱、烦劳过度、饮食不节、大病久病、误治失治。

二、临床表现

虚劳多发生在先天不足,后天失调,及大病久病,精气耗伤的患者。病程一般较长,症状逐渐加重,短期不易康复。

虚劳以脏腑功能减退、气血阴阳亏损所致的虚弱、不足的证候为其特征,在虚劳共有特征的基础上,由于虚损性质的不同而有气、血、阴、阳虚损之分。气虚损者主要表现为面色萎黄、神疲体倦、懒言声低、自汗、脉细;血虚损者主要表现为面色不华、唇甲淡白、头晕眼花、脉细;阴虚损者主要表现为口干舌燥、五心烦热、盗汗、舌红苔少、脉细数;阳虚损者主要表现为面色苍白、形寒肢冷、舌质淡胖有齿印、脉沉细。

三、辨证论治

对于虚劳的治疗,以补益为基本原则。正如《素问·三部九候论》说:"虚则补之"。在进行补益的时候,一是必须根据疾病属性的不同,分别采取益气、养血、滋阴、温阳的治疗方药;二是要密切结合五脏病位的不同而选方用药,以加强治疗的针对性。

为了便于临床运用,虚劳的辨证论治以气血阴阳为纲,五脏虚证为目。

1. 气虚证

(1) 肺气虚证

证候:短气自汗,声音低怯,时寒时热,平素易于感冒,面白,舌质淡,脉弱。

治则:补益肺气,敛肺肃肺。

方药:补肺汤。

组方:人参、黄芪、熟地黄、五味子、紫菀、桑白皮。无咳嗽者,可去桑白皮、紫菀。自汗较多者,加牡蛎、麻黄根。若气阴两虚而兼见潮热、盗汗者,加鳖甲、地骨皮、秦艽。

(2) 心气虚证

证候:心悸,气短,劳则尤甚,神疲体倦,自汗,舌质淡,脉弱。

治则:益气养心,补血宁神。

方药:七福饮。

组方:本方系由五福饮加酸枣仁、远志而成。本方适用于气血亏虚、心失所养所致的心悸、气短、自汗、神疲、不寐等症。自汗多者,可加黄芪、五味子;饮食少思,加砂仁、茯苓。

(3) 脾气虚证

证候:饮食减少,食后胃脘不舒,倦怠乏力,大便溏薄,面色萎黄,舌淡苔薄,脉弱。

治则:健脾益气除湿。

方药:加味四君子汤。

组方：人参、黄芪、白术、甘草、茯苓、扁豆。胃失和降而兼见胃脘胀满,嗳气呕吐者,加陈皮、半夏。食积停滞而见脘闷腹胀,嗳气酸腐,苔腻者,加神曲、麦芽、山楂、鸡内金。气虚及阳,脾阳渐虚而兼见腹痛即泻、手足欠温者,加肉桂、炮姜。

（4）肾气虚证

证候：神疲乏力,腰膝酸软,小便频数而清,白带清稀,舌质淡,脉弱。

治则：益气补肾,生精养血。

方药：大补元煎。

组方：人参、山药、炙甘草、杜仲、山茱萸、熟地黄、枸杞子、当归。神疲乏力甚者,加黄芪。尿频较甚及小便失禁者,如菟丝子、五味子、益智仁。脾失健运而兼见大便溏薄者,去熟地黄、当归,加肉豆蔻、补骨脂。

在气、血、阴、阳的亏虚中,气虚是临床最常见的一类,其中尤以肺、脾气虚为多见,而心、肾气虚也不少。肝病而出现神疲乏力,食少便溏,舌质淡,脉弱等气虚症状时,多在原肝病辨治的基础上结合脾气亏虚论治。

2. 血虚证

（1）心血虚证

证候：心悸怔忡,健忘,失眠,多梦,面色不华,舌质淡,脉细或结代。

治则：益气生血、养血宁心。

方药：养心汤。

组方：人参、黄芪、茯苓、五味子、甘草、当归、川芎、柏子仁、酸枣仁、远志、肉桂、半夏曲。失眠、多梦较甚,可加合欢花、夜交藤。

（2）脾血虚证

证候：体倦乏力,纳差食少,心悸气短,健忘,失眠,面色萎黄,舌质淡,苔白薄,脉细缓。

治则：补脾养血养心。

方药：归脾汤。

组方：人参、黄芪、白术、甘草、生姜、大枣、当归、茯神、酸枣仁、龙眼肉、远志、木香。本方为治脾血虚及心血虚的常用方剂。

（3）肝血虚证

证候：头晕,目眩,胁痛,肢体麻木,筋脉拘急,或筋惕肉瞤,妇女月经不调甚则闭经,面色不华,舌质淡,脉弦细或细涩。

治则:补血养肝、养血调血。

方药:四物汤。

组方:熟地黄、当归、芍药、川芎。血虚甚者,加制何首乌、枸杞子、鸡血藤;胁痛,加丝瓜络、郁金、香附;目失所养,视物模糊,加楮实子、枸杞子、决明子。

心主血,脾统血,肝藏血,故血虚之中以心、脾。肝的血虚较为多见。由于脾为后天之本,气血生化之源,又由于血为气母,血虚均伴有不同程度的气虚症状,而且在中医长期的临床实践中,认为补血不宜单用血药,而应适当配伍补气药,以达到益气生血的目的。所以在治疗各种血虚的症候时,应结合健脾益气生血之法,如归脾汤、当归补血汤、圣愈汤等方剂,都体现了这一治疗思想。

3. 阴虚证

(1)肺阴虚证

证候:干咳,咽燥,甚或失音,咯血,潮热,盗汗,面色潮红,舌红少津,脉细数。

治则:养阴清热润肺。

方药:沙参麦冬汤。

组方:沙参,麦冬、玉竹、天花粉、桑叶、甘草。咳嗽甚者,加百部、款冬花;咯血,加白及、仙鹤草、小蓟;潮热,加地骨皮、银柴胡、秦艽、鳖甲;盗汗,加牡蛎、浮小麦。

(2)心阴虚证

证候:心悸,失眠,烦躁,潮热,盗汗,或口舌生疮,面色潮红,舌红少津,脉细数。

治则:滋阴养心。

方药:天王补心丹。

组方:生地黄、玄参、麦冬、天冬、人参、茯苓、五味子、当归、丹参、柏子仁、酸枣仁、远志、朱砂。火热偏盛而见烦躁不安,口舌生疮者,去当归、远志,加黄连、木通、淡竹叶;潮热者,加地骨皮、银柴胡、秦艽;盗汗者,加牡蛎、浮小麦。

（3）脾胃阴虚证

证候：口干唇燥，不思饮食，大便燥结，甚则干呕，呃逆，面色潮红，舌干，苔少或无苔，脉细数。

治则：养阴和胃。

方药：益胃汤。

组方：沙参、麦冬、生地黄、玉竹、冰糖。口干唇燥甚者，为津亏较甚，加石斛、花粉；不思饮食甚者，加麦芽、扁豆、山药；呃逆者，加刀豆、柿蒂、竹茹；大便干结者，将原方之冰糖改用蜂蜜。

（4）肝阴虚证

证候：头痛，眩晕，耳鸣，目干畏光，视物不明，急躁易怒，或肢体麻木，筋惕肉瞤，面潮红，舌干红，脉弦细数。

治则：滋养肝阴，养血柔肝。

方药：补肝汤。

组方：地黄、当归、芍药、川芎、木瓜、甘草、麦冬、枣仁。头痛、眩晕、耳鸣较甚，或筋惕肉瞤，为风阳内盛，加石决明、菊花、钩藤、刺蒺藜；目干涩畏光，或视物不明者，加枸杞子、女贞子、草决明；急躁易怒，尿赤便秘，舌红脉数者，加龙胆草、黄芩、栀子。

（5）肾阴虚证

证候：腰酸，遗精，两足痿弱，眩晕，耳鸣，甚则耳聋，口干，咽痛，颧红，舌红，少津，脉沉细。

治则：滋补肾阴。

方药：左归丸。

组方：熟地黄、龟板胶、枸杞、山药、菟丝子、牛膝、山茱萸、鹿角胶。遗精者，加牡蛎、金樱子、芡实、莲须；潮热、口干、咽痛、脉数为阴虚而火旺者，去鹿角胶、山茱萸，加知母、黄柏、地骨皮。五脏的阴虚在临床上均较常见。

4. 阳虚证

（1）心阳虚证

证候：心悸，自汗，神倦嗜卧，心胸憋闷疼痛，形寒肢冷，面色苍白，舌质淡或紫暗，脉细弱或沉迟。

治则：益气温阳。

方药：保元汤。

组方：人参、黄芪、肉桂、甘草、生姜。心胸疼痛者,酌加郁金、川芎、丹参、三七。形寒肢冷,为阳虚较甚,酌加附子、巴戟天、仙茅、仙灵脾、鹿茸。

（2）脾阳虚证

证候：面色萎黄,食少,形寒,神倦乏力,少气懒言,大便溏薄,肠鸣腹痛,每因受寒或饮食不慎而加剧,舌质淡,苔白,脉弱。

治则：温中健脾、益气祛寒。

方药：附子理中汤。

组方：党参、白术、甘草、附子、干姜。腹中冷痛较甚,为寒凝气滞,可加高良姜、香附或丁香、吴茱萸。食后腹胀及呕逆者,为胃寒气逆,加砂仁、半夏、陈皮；腹泻较甚者,为阳虚湿甚,加肉豆蔻、补骨脂、薏苡仁。

（3）肾阳虚证

证候：腰背酸痛,遗精,阳痿,多尿或不禁,面色苍白,畏寒肢冷,下利清谷或五更腹泻,舌质淡胖,有齿痕,苔白,脉沉迟。

治则：温补肾阳、兼养精血。

方药：右归丸。

组方：附子、肉桂、杜仲、山茱萸、菟丝子、鹿角胶、熟地黄、山药、枸杞、当归。遗精,加金樱子、桑螵蛸、莲须,或金锁固精丸；脾虚以致下利清谷者,减去熟地黄、当归,加党参、白术、薏苡仁；命门火衰以致五更泄泻者,合四神丸；阳虚水泛以致水肿、尿少者,加茯苓、泽泻、车前子,或合五苓散。肾不纳气而见喘促、短气,动则更甚者,加补骨脂、五味子、蛤蚧。

阳虚常由气虚进一步发展而成,阳虚则生寒,症状比气虚重,并出现里寒的症状。阳虚之中,以心、脾、肾的阳虚为多见。由于肾阳为人身之元阳,所以心、脾之阳虚日久,亦必病及于肾,而出现心肾阳虚或脾肾阳虚的病变。

四、医案举隅

案例1：患者,女,33岁。2008年7月21日初诊。

主诉：疲乏无力、全身酸痛、睡眠差、怕冷纳差4年余。

病史：胃脘饱胀,面色偏黄,淡漠,舌淡,苔白润,脉细。

西医诊断：慢性疲劳综合征。

中医诊断：虚劳。

辨证：劳伤脾阳。

治则：温阳益气健脾。

处方：党参20克，白术15克，干姜15克，肉桂10克，炙甘草15克，茯苓15克，陈皮15克，木香12克，砂仁12克，桂枝10克，淫羊藿20克，麦芽20克，炒山药30克，苍术10克。

服药7剂，患者诉乏力、胃脘饱胀感逐渐有所好转，夜寐差，前方加黄芪30克，酸枣仁20克。连服20剂，患者食欲明显改善，疲劳消除，四肢有力，睡眠、精神转佳。

按语：慢性疲劳综合征属中医"虚劳"范畴，多数患者有积劳成疾的病史，此例患者就是如此。此病一般从脾主肌肉合四肢，脾胃为后天之本，为气血生化之源的理论入手，以益气健脾温阳立法，多能取效。方中党参、白术、山药益气健脾，干姜、肉桂温阳健脾，茯苓健脾祛湿，苍术燥湿健脾，陈皮、木香、砂仁理气化湿，桂枝温经通络，淫羊藿温肾助阳，麦芽消食和胃，甘草既可益气健脾，又可调和诸药，共奏益气健脾温阳之功。

案例2：患者，女，53岁。2010年4月16日初诊。

主诉：反复发作性头晕5年余，加重伴头痛1个月。

病史：患者于5年前无明显诱因出现头目眩晕，劳累后加重，休息后稍缓解，常反复发作，近1个月头晕加重，伴头痛，于外院检查血压88/60 mmHg，心电图示心肌供血不足，诊断为低血压，给予丹参注射液等改善供血、营养心肌的药物，并服汤药，以活血化瘀行气之品为主，少佐补气健脾药物，疗效不佳，遂来就诊。症见头晕目眩，平卧减轻，头痛时作时止，体倦乏力，心慌不能自已，动则加剧，面色萎黄，饥而欲食，食而不多，一日需进四五餐，大小便正常，舌体胖大边有齿痕，舌淡红，苔薄白，脉虚大重按无力。

西医诊断：低血压。

中医诊断：虚劳。

辨证：脾胃虚弱，清窍失养。

治则：补益中气，升提清阳。

处方：黄芪30克，党参15克，白术15克，陈皮10克，升麻6克，柴胡6克，当归15克，麦冬10克，茯苓10克，五味子10克，酸枣仁30克，炙甘草6

克。20 剂,水煎服,日 1 剂。

二诊:2010 年 5 月 5 日。头晕头痛已减,伴随症状亦改善,前方化裁续进 7 剂,诸症皆平。

按语:患者乃脾胃虚弱,清阳不升,浊气上逆,清窍失荣,故头晕、头痛;中气不足,无以鼓动血液,心失所养,故心慌;脾胃虚弱,健运失司,多食必生胀满,故饥而欲食却不能多食。治以补中益气汤加减,方中黄芪味甘微温,入脾肺经,补中益气,升阳固表,故为君药。配伍党参、炙甘草、白术,补气健脾为臣药。当归养血和营,协党参、黄芪补气养血;陈皮理气和胃,使诸药补而不滞,共为佐药。少量升麻、柴胡升阳举陷,协助君药以升提下陷之中气,共为佐使。炙甘草调和诸药为使药。中虚得补,元气恢复,诸症得愈。余以为前医用活血行气之品加补气健脾不效,一乃大量活血行气之品必劳血耗血,中虚之人用此,必是雪上加霜;二者,中气亏虚之重证,补益之气无力外达,虽补益对证然虚不受补,反有致壅之虞。临证之时,凡脾胃虚弱之人,可在补气健脾的基础上加少量升麻、柴胡以升举脾胃清气,复中气旁达之力。

案例 3:患者,男,65 岁。2010 年 12 月 5 日初诊。

主诉:双下肢水肿 1 年,加重 1 月余。

病史:患者于 1985 年确诊为 2 型糖尿病,一直予以降糖药控制血糖,具体不详,血糖控制情况尚可。一年前出现双下肢水肿,外院就诊,考虑为糖尿病肾病,使用了胰岛素和卡托普利,病情缓解,近 1 个月因劳累及感受外邪使症状加重,求中医诊治。刻诊:颜面及双下肢水肿,无腹水,畏寒肢冷,腰膝酸痛,神疲纳呆,便溏,舌淡,胖大有齿痕,苔薄白,脉沉细;血压 140/90 mmHg,空腹血糖 8.9 mmol/L,尿常规:尿蛋白(+++),红细胞 0~3/HP,肾功能正常。

西医诊断:糖尿病肾病。

中医诊断:消渴;水肿。

辨证:脾肾阳虚。

治则:温补脾肾。

处方:真武汤合二至丸加减。药用:茯苓 10 克,白芍 10 克,白术 10 克,生姜 10 克,制附子 10 克,芡实 20 克,淫羊藿 15 克,紫河车 10 克,菟丝子 15 克,车前子 30 克,炙甘草 5 克,水煎服。降糖西药同前使用,卡托普利片,每日 2 次,每次 12.5 mg 口服。

二诊：2010年12月19日。上方用14剂，水肿明显消退，畏寒肢冷减轻，大便成形，血压128/82 mmHg。上方继续口服。降糖西药继续使用，卡托普利片，每日2次，每次12.5 mg口服。

三诊：2011年1月9日。上方又用21剂，水肿完全消退，四肢温，二便通调，少气乏力，血压115/75 mmHg，尿常规：尿蛋白(±)、红细胞(-)，空腹血糖6.6 mmol/L，肾功能正常。上方去附子、生姜，加黄芪20克，太子参10克，女贞子5克，墨旱莲15克，天花粉15克，天冬10克，益母草10克，川牛膝10克，怀牛膝10克继续口服。降血糖西药同前，卡托普利片，每日1次，每次12.5 mg。

四诊：2011年1月30日。上方又用21剂，少气乏力明显减轻，四肢温，二便通调，血压125/80 mmHg，尿常规正常。守原方再服28剂，巩固疗效，停用卡托普利片，降血糖西药继续使用。

按语：脾为后天之本，肾为先天之本。脾主运化水谷精微，须借助肾阳的温煦，肾脏精气亦有赖于水谷精微的不断补充与化生。脾与肾，后天与先天是相互资生、相互影响的。肾阳不足，命门火衰，不能温煦脾阳；脾阳久虚，损及肾阳，导致脾肾阳虚。脾肾阳气不足，温煦失常，阴寒偏盛，阳气不足，不能化气行水，开阖不利，水液内停，泛溢肌肤，则为水肿。方中以附子为君药，本品辛甘性热，用之温肾助阳，以化气行水，兼暖脾土，以温运水湿。臣以茯苓利水渗湿，使水邪从小便去；白术健脾燥湿。佐以生姜之温散，既助附子温阳散寒，又合苓、术宣散水湿。白芍亦为佐药，其义有四：一者利小便以行水气，《神农本草经》言其能"利小便"，《名医别录》亦谓之"去水气，利膀胱"；二者柔肝缓急以止腹痛；三者敛阴舒筋以解筋肉眴动；四者可防止附子燥热伤阴，以利于久服缓治。车前子利尿通淋，渗湿止泻；芡实补肾涩精；淫羊藿、紫河车补肾壮阳；菟丝子补肾益精。三诊又去附子、生姜而加黄芪、太子参、天花粉、天冬、二至丸、益母草、川牛膝、怀牛膝，意为阳虚明显缓解，又有气阴两虚症状，故去辛热助阳之品，加补气滋阴生津之品，又因久病必瘀，又加入活血化瘀行水之品。

五、临证体会

1. 调理脾胃论治杂病的立论依据　脾胃居于中州，以灌四旁，脾主升清，胃主降浊，为全身气机之枢纽，调节气机的升降；脾主运化，脾统血，胃主受纳，脾胃为后天之本,气血生化之源;脾主四肢、肌肉,开窍于口,在志为思,在液为涎,其华在唇;故而脾胃对于人体的生命活动,关系至关重大。金代李东垣《脾胃论》曰:"脾胃不足,不同余脏,无定体故也。其治肝、心、肺、肾有余不足,或补或泻,惟益脾胃之药为切。"周慎斋亦云:"诸病不已,必寻道脾胃之中,方无一失。何以言之? 脾胃一伤,四脏皆无生气,故疾病多矣。万物皆从土而生,亦从土而归,治病不愈,寻到脾胃而愈者甚众。"所以"土载万物""饷道一绝,万众立散"亦是其义。此外,当脾胃有疾,上可波及心、肺,下可影响肝、肾,反之亦然。故有医圣张仲景"见肝之病,知肝传脾,当先实脾",以及当代中医大家祝谌予"诸病不愈,可调脾胃"和颜德馨"脾统四脏"的学术思想。

2. 虚劳阴虚症的从肾论治　虚劳又称虚损,是由多种原因所致,以脏腑亏损、气血阴阳不足为主要病机的多种慢性衰弱证候的总称,其中肾阴又称元阴、真阴,对机体各脏腑组织器官起着滋养、濡润作用。《素问·上古天真论》云:"肾者主水,受五脏六腑之精而藏之。"脏腑功能失调,最终必会累及到肾,造成肾中精气亏损,表现为肾阴虚、肾阳虚或肾的阴阳俱虚等诸证。肝失去肾阴的滋养称为"水不涵木",肾阴不能上承于心可导致心肾阴虚,肺失肾阴濡养会出现肺肾阴虚,大肠失其濡润则会出现肠燥津亏传导不利。虚劳涉及范围广,临床表现多样,对于虚劳阴虚症的从肾论治。

3. 重用黄芪　黄芪是传统的补益中药,为补药之长,具有补气固表、利水退肿、托毒排脓、生肌等功效。首见于《神农本草经》。现代药理研究表明,黄芪具有增强体液免疫作用,增强细胞免疫功能,提高机体抗应激能力等作用。虚劳是由于禀赋不足,后天失养,病久体虚,积劳内伤,久虚不复等所致的多种以脏腑气血阴阳亏损为主要表现的病证。《理虚元鉴·治虚有三本》曰"治虚有三本,肺、脾、肾是也。肺为五脏之天,脾为百骸之母,肾为性命之根,治肺、治脾、治肾、治虚之道毕矣。"说明肺、脾、肾三脏在虚劳治疗中的关系,此外,《不居集·上集·卷十》谓"虚劳日久,诸药不效,而所赖以无恐者,胃气也。盖人之一身,以胃气为主。胃气旺则五脏受荫,水清四布,机运流通,饮食渐增,津液渐旺,以至充血生精,而复其真阴之不足",阐明胃气在治疗虚劳中的重要性。临床上对于虚劳,常以甘凉补肺胃气清津,柔剂养心脾之劳液,或以甘温气味的黄芪(全用炙黄芪)建立中宫,不使二气日偏,营卫得以循行。

第四节　多　汗　症

现代医学多认为多汗症是因植物神经功能紊乱而致,目前尚无特效的治疗方法,中医学认为多汗症是由于阴阳失调,营卫不和,腠理开合不利而致汗液排泄异常的病证,分为自汗和盗汗,其中不因外界环境因素的影响,而白昼时时汗出,动辄益甚者,称为自汗;寐中汗出,醒来自止者,称为盗汗。随着自然环境的变化,生活节奏的加快,工作压力增大等原因,使人们更容易出现多汗症,但在很多时候人们都认为多汗不是一种疾病,不予以重视,这无疑是讳疾忌医。中医认为:汗是由阳气蒸化津液从玄府达于体表而成。如《素问·阴阳别论》云:"阳加于阴谓之汗。"其中阳气是汗出的动力,津液为汗出的物质基础,玄府是汗出的门户,《灵枢·营卫生会》云:"夺血者无汗,夺汗者无血。"指出汗液与血液有密切关系,所谓血汗同源。故血液耗伤的人,不可再发其汗。《医宗必读·汗》云:"心之所藏……在外者为汗。汗为心之液……"可知汗不可泄太多,如果出汗过多且时间过长,使人体内阴阳失调,出现神疲乏力、手足心热等症状影响到患者的工作和形象。

在出汗异常的病证方面,谈到了多汗、寝汗、灌汗、绝汗等。《金匮要略·水气病脉证并治》首先记载了盗汗的名称,并认为由虚劳所致者较多。《三因极一病证方论·自汗论治》对自汗、盗汗作了鉴别:"无论昏醒,浸浸自出者,名曰自汗;或睡著汗出,即名盗汗,或云寝汗。若其饮食劳役,负重涉远,登顿疾走,因动汗出,非自汗也。"并指出其他疾病中表现的自汗,应着重针对病源治疗,谓"历节、肠痈、脚气、产褥等病,皆有自汗,治之当推其所因为病源,无使混滥"。朱丹溪对自汗、盗汗的病理属性作了概括,认为自汗属气虚、血虚、湿、阳虚、痰;盗汗属血虚、阴虚。《景岳全书·汗证》对汗证作了系统的整理,认为一般情况下自汗属阳虚,盗汗属阴虚。但"自汗盗汗亦各有阴阳之证,不得谓自汗必属阳虚,盗汗必属阴虚也"。《临证指南医案·汗》谓:"阳虚自汗,治宜补气以卫外;阴虚盗汗,治当补阴以营内。"

一、病因病机

出汗为人体的生理现象。在天气炎热、穿衣过厚、饮用热汤、情绪激动、劳动奔走等情况下,出汗量增加,此属正常现象。在感受表邪时,出汗又是驱邪的一个途径,外感病邪在表,需要发汗以解表。

汗为心之液,由精气所化,不可过泄。除了伴见于其他疾病过程中的出汗过多外,引起自汗、盗汗的病因病机主要有以下五个面。

1. 肺气不足　素体薄弱,病后体虚,或久患咳喘,耗伤肺气,肺与皮毛相表里,肺气不足之人,肌表疏松,表虚不固,腠理开泄而致自汗。

2. 营卫不和　由于体内阴阳的偏盛偏衰,或表虚之人受风邪,导致营卫不和,卫外失司,而致汗出。

3. 心血不足　思虑太过,损伤心脾,或血证之后,血虚失养,均可导致心血不足。因汗为心之液,血不养心,汗液外泄太过,引起自汗或盗汗。

4. 阴虚火旺　烦劳过度,亡血失精,或邪热耗阴,以致阴精亏虚,虚火内生,阴津被扰,不能自藏而外泄,导致盗汗或自汗。

5. 邪热郁蒸　由于情志不舒,肝气郁结,肝火偏旺,或嗜食辛辣厚味,或素体湿热偏盛,以致肝火或湿热内盛,邪热郁蒸,津液外泄而致汗出增多。

二、辨证分型

1. 辨证要点　应着重辨明阴阳虚实。一般来说,汗证以属虚者多。自汗多属气虚不固;盗汗多属阴虚内热。但因肝火、湿热等邪热郁蒸所致者,则属实证。病程久者或病变重者会出阴阳虚实错杂的情况。自汗久则可以伤阴,盗汗久则可以伤阳,出现气阴两虚或阴阳两虚之证。

2. 治疗原则　虚证当根据证候的不同而治以益气、养阴、补血、调和营卫;实证当清肝泄热,化湿和营;虚实夹杂者,则根据虚实的主次而适当兼顾。此外,由于自汗、盗汗均以腠理不固、津液外泄为共同病变,故可酌加麻黄根、浮小麦、糯稻根、五味子、瘪桃干、牡蛎等固涩敛汗之品,以增强止汗的功能。

3. 分证论治

(1)肺卫不固证

证候:汗出恶风,稍劳汗出尤甚,易于感冒,体倦乏力,面色少华,脉细弱,苔薄白。

治法:益气固表。

方药:玉屏风散。

诊余心悟

组方：本方为益气固表止汗的常用方剂，方中以黄芪益气固表止汗；白术健脾益气，助黄芪益气固表；少佐防风走表散邪，且助黄芪固表。汗出多者，可加浮小麦、糯稻根、牡蛎固表敛汗。气虚甚者，加党参、黄精益气固摄。兼有阴盛而见舌红、脉细数者，加麦冬、五味子养阴敛汗。气血不足，体质虚弱，而症见汗出，恶风，倦怠乏力，面色不华，舌质淡，脉弱者，可改用大补黄芪汤以补益气血，固表敛汗。

本方除含有玉屏风散的药物外，尚有人参、山茱萸、茯苓、甘草、五味子等益气固摄，熟地黄、川芎、肉苁蓉等补益精血，补益之力远较玉屏风散为强，故宜用于自汗之气血不足及体虚甚者。

（2）营卫不和证

证候：汗出恶风，周身酸楚，时寒时热，或表现半身、某局部出汗，苔薄白，脉缓。

治法：调和营卫。

方药：桂枝汤。

组方：方中以桂枝温经解肌，白芍和营敛阴，两药合用，一散一收，调和营卫，配以生姜、大枣、甘草，助其调和营卫之功。汗出多者，酌加龙骨、牡蛎固涩敛汗。兼气虚者，加黄芪益气固表。兼阳虚者，加附子温阳敛汗。如半身或局部出汗者，可配合甘麦大枣汤之甘润缓急进行治疗。营卫不和而又表现倦怠乏力，汗出多，少气懒言，舌淡，脉弱等气虚症状者，可改用黄芪建中汤益气建中，调和营卫。由瘀血阻滞导致者，兼见心胸不适，舌质紫暗或有瘀点、瘀斑，脉弦或涩等症者，可改用血府逐瘀汤理气活血，疏通经络营卫。

（3）心血不足证

证候：自汗或盗汗，心悸少寐，神疲气短，面色不华，舌质淡，脉细。

治法：补心养血。

方药：归脾汤。

组方：方中以人参、黄芪、白术、茯苓益气健脾，当归、龙眼肉养血，酸枣仁、远志养心安神，木香、甘草、生姜、大枣理气调中，共奏益气补血、养心安神之功。汗出多者，加五味子、牡蛎、浮小麦收涩敛汗。血虚甚者，加制何首乌、枸杞子、熟地黄补益精血。

（4）阴虚火旺证

证候：夜寐盗汗或有自汗,五心烦热,或兼午后潮热,两颧色红,口渴,舌红少苔,脉细数。

治法：滋阴降火。

方药：当归六黄汤。

组方：方中用当归、生地黄、熟地黄滋阴养血,壮水之主,以制阳光;黄连、黄芩、黄柏苦寒清热,泻火坚阴;黄芪益气固表。汗出多者,加牡蛎、浮小麦、糯稻根固涩敛汗。潮热甚者,加秦艽、银柴胡、白薇清退虚热。以阴虚为主,而火热不甚,潮热、脉数等不显著者,可改用麦味地黄丸补益肺肾,滋阴清热。

（5）邪热郁蒸证

证候：蒸蒸汗出,汗液易使衣服黄染,面赤烘热,烦躁,口苦,小便色黄,舌苔薄黄,脉象弦数。

治法：清肝泄热,化湿和营。

方药：龙胆泻肝汤。

组方：方中以龙胆草、黄芩、栀子、柴胡清肝泄热,泽泻、木通、车前子清利湿热,当归、生地黄滋阴养血和营,甘草调和诸药。郁热较甚,小便短赤者,加茵陈清解郁热。湿热内蕴而热势不盛,面赤烘热、口苦等症不显著者,可改用四妙丸清热除湿。方中以黄柏清热,苍术、薏苡仁除湿,牛膝通利经脉。

三、转归预后

单纯出现的自汗、盗汗,一般预后良好,经过治疗大多可在短期内治愈或好转。伴见于其他疾病过程中的自汗,尤其是盗汗,则病情往往较重,治疗时应着重针对原发疾病,且常需待原发疾病好转、痊愈,自汗、盗汗才能减轻或消失。

四、医案举隅

案例1：蔡某,女,45岁。2011年10月11日初诊。

主诉：盗汗2年。

病史：患者近2年来无明显诱因下出现睡时汗出,醒时汗止,自觉手足心热,面色无华,口干,口渴,夜寐差,易醒,小便少,大便干,舌红少苔,脉细数。

中医诊断：盗汗症。

辨证：阴虚内热。

治则：滋阴清热止汗。

处方：一贯煎加减。生地黄 30 克，北沙参 15 克，南沙参 15 克，麦冬 15 克，川楝子 10 克，五味子 10 克，茯神 15 克，合欢花 15 克，石决明 15 克，麻黄根 15 克，浮小麦 15 克，煅龙骨 20 克，煅牡蛎 20 克。7 剂，水煎服，每剂分 2 次服，每日 2 次。

二诊：2011 年 10 月 18 日。患者上述症状好转，睡后汗出较前少，手足心热、口干、口渴，面色有所改善，睡眠稍改善，二便基本正常，舌红少苔，脉细数。上方去煅龙骨、煅牡蛎，加酸枣仁 10 克，7 剂，水煎服，每剂分 2 次服，每日 2 次。

三诊：2011 年 10 月 22 日。患者症状基本消失，为巩固疗效再服 7 剂。

按语：该患者素体肝肾阴虚，阴不能制阳，虚热内生，出现手足心热，口干，舌红少苔等阴虚症状，同时阴虚生内热，入睡后阳气入阴，表无护卫，肌表不密，迫津外泄而出汗，醒后阳气固于表，玄府密闭而汗止。上方中重用生地黄为君可以滋补肝肾之阴；北沙参、南沙参养阴生津，麦冬养阴生津作用强，以南北沙参、麦冬为臣，配合君药滋阴生津，更用少量川楝子疏肝清热为使，共奏滋阴清热之功。滋阴是针对病因的治疗，体现中医治疗疾病必求于本的思想，此证的盗汗皆因阴虚而致，滋阴后阴液得养，以致阴可以制阳，阳不再亢盛不再生内热。在体内患者阴虚得滋养，内热得除，加之在外有麻黄根、浮小麦固表止汗，煅龙骨、煅牡蛎收敛止汗治标，石决明咸寒清热，质重潜阳，专入肝经，助生地黄补益肝肾，五味子可以助生地黄滋阴又可助麻黄根等止汗，茯神、合欢花养心安神。诸药合用标本兼治，正对患者上述症状，则药到病除也。

案例 2：付某，女，31 岁。2013 年 11 月 2 日初诊。

主诉：自汗、盗汗反复发作 5 年余，加重半年。

病史：汗出较剧，时发时止伴口干，腰膝酸软，入睡难，睡后易醒，月经正常，纳食可，舌质淡苔薄黄，脉细。患者曾服西药治疗无效。

西医诊断：植物神经功能紊乱。

中医诊断：汗证。

辨证：阴精不足，卫阳虚弱。

处方：二仙汤合玉屏风加减。黄芪 20 克，白术、防风、淫羊藿、全当归、知母、黄柏、瘪桃干、五味子、麦冬各 10 克，生地黄 15 克，浮小麦 30 克，霍石斛 12 克。7 剂。

二诊：2013 年 11 月 10 日。患者服上药后自觉汗出减少，睡眠未见明显改善。上方加酸枣仁、合欢花各 15 克。7 剂。

三诊：2013 年 11 月 19 日。患者自诉服药后第三天即感觉汗出明显减少，睡眠明显改善。服药 7 剂后，症状均明显减轻，精神倍增。效不更方，守前方继进 14 剂。药后患者症状消失。

按语：中医学认为，汗证多因脏腑失调，阴阳失衡，营卫失和，腠理开阖不利，津液外泄所致。自汗以温阳为主，盗汗以养阴为主，此为常法。方教授认为，汗虽为心液，然而鼓舞津液出于外而成汗者，则是肝之阳气。本案患者出汗多，以滋阴降火为法，以二仙汤和玉屏风散为主，二诊时患者睡眠改善不佳，配以酸枣仁、合欢花养心安神，切中病机，因此收效佳。

案例 3：王某，男，20 岁，2010 年 5 月 10 初诊。

主诉：自汗、盗汗 10 年余。

病史：患者诉近 10 年来无明显诱因下在日常生活中活动后易出汗，睡时汗出，醒时汗止，多以上半身、后背出汗多，伴口干，秋冬季节易感冒，既往有过敏性鼻炎史，幼时因盗汗就诊，予以玉屏风散口服，停药后症状反复，舌淡苔薄白脉沉细。

中医诊断：多汗证。

辨证：阴阳两虚。

处方：生脉散合玉屏风散加减。生地黄 15 克，麦冬 10 克，黄芪 20 克，白术 15 克，浮小麦 10 克，五味子 10 克，知母 12 克，黄柏 10 克，枸杞 10 克。7 剂。

二诊：2010 年 5 月 18 日。患者诉上述症状明显好转，偶有活动后汗出，舌淡，苔薄白，脉虚细。上方去黄柏，加用党参 10 克，山药 10 克，7 剂。

三诊：2010 年 5 月 28 日。患者自诉服药后汗出明显减少，无其他明显不适主诉。效不更方，守前方继进 14 剂。服药后患者症状消失。

按语：该患者秋冬季节易感冒，素体阳虚，肌表疏松，表虚不固，腠理开泄，活动后易出汗，汗出过多，以致阴液耗损而致阴虚，阴不能制阳，虚热内生，

诊余心悟

出现口干等阴虚症状,同时阴虚生内热,入睡后阳气入阴,表无护卫,肌表不密,迫津外泄而出汗,醒后阳气固于表,玄府密闭而汗止,出现睡时汗出,醒时汗止。上方中重用生地黄为君滋补肝肾之阴;配合麦冬养阴生津,黄芪大补脾肺之气,以生地黄合麦冬,滋阴生津力强,生地黄合黄芪,气阴双补;佐以白术,补益脾肺之气,更用少量知母、黄柏清热为使,共奏滋阴清热之功,外加浮小麦固表止汗,五味子可以助生地黄滋阴又可助浮小麦等止汗,枸杞助生地黄补益肝肾之阴。诸药合用标本兼治,正对患者上述症状,则药到病除也。

五、临证体会

汗出异常证型多变疾病同世间万物一样时刻变化着,了解疾病的变化规律才能未雨绸缪,在和疾病的斗争中占得先机,才能更好地评估预后与治疗。方教授通过多年的临床诊治经验总结出了汗出异常的常见的变化规律:肺卫不固转化为阴虚内热,肺在体合皮,其华在毛,患者因素体薄弱、年老体弱或久病咳喘以致肺气虚弱,宣发卫气功能减弱,不能输布精液于皮毛,则卫表不固,出现多汗,此时应益气固表,收敛止汗,此时如果延误治疗,出汗过多以致阴液耗损而致阴虚;阴虚转化为阴阳两虚,阴阳互根互用,如果长时间大量汗出,使阴津进一步亏损,就会导致阴损及阳及阴阳两虚证,此类患者常用滋阴止汗为主补阳为辅的方法治疗,常用补阳药有淫羊藿、杜仲、肉苁蓉等。

1. 糖尿病患者汗出异常需警惕　在糖尿病的发展过程中,出汗异常是糖尿病植物神经病变的一个重要信号,有60%的糖尿病患者最终将出现排汗障碍。足部出汗减少或停止是糖尿病植物神经病变的最早表现之一,严重的患者涉及下肢和下半身;而上半身却出现汗液增加的情况,包括头胸、背部,这可能是对下半身出汗减少的一种代偿。此外,患者可表现出多汗症、少汗症、局限性多汗症、味觉性多汗症(进食后几分钟内颈部及满头大汗,可由某些食物激发)等多种出汗异常。临证时,糖尿病患者出汗异常多为气阴两虚、阴虚火旺之证,常予止汗中配伍滋阴之品,如麦冬、石斛、生地黄等。

2. 妙用糯稻根　方教授善用糯稻根治疗多汗症。糯稻根性味甘、平,归肝经,可养阴除热、补气化痰、益胃生津、平肝、止汗、健胃。善治阴虚发热,自汗盗汗,口渴咽干。糯稻根有一定的养胃阴、除虚热和止汗作用。对病后阴虚发热及肺痨蒸热盗汗者,尤为适宜。单用力薄,常随证配伍,如阴虚发热,口渴咽干者,配生地黄、麦冬、地骨皮主治应用。糯稻根性味甘、平,归肝经,有养阴,止汗等功效。常用于治疗自汗、盗汗、肝炎、乳糜尿、去马来丝虫等症。糯稻根须具有去除风湿,增补阴气,减少热气,减少虚热情况的发生,阻止汗水流失消除湿热情况等作用。用于糖尿病泌汗异常中经理化、TLC 色谱法、氨基酸分析仪测定及波谱分析,确定该植物中根部含有各种氨基酸成分,作为氨基酸的天然资源是极为丰富的,含门冬氨酸、赖氨酸等多种氨基酸及果糖、多糖、β-谷留醇及无机盐等经药理实验表明,糯稻根的水煎液有明显的滋阴、保肝作用。

第五节　便　　秘

便秘是指由于大肠传导失常,导致大便秘结,排便周期延长;或周期不长,但粪质干结,排出艰难;或粪质不硬,虽有便意,但便而不畅的病症。便秘属于中医所说"后不利""大便难""脾约""闭""阴结""阳结""肠结"等范畴。便秘的称谓各异,直到清代的沈金鳌在《杂病源流犀烛》中才首次提出便秘的病名。便秘既是一种独立的病证,也是一个在多种急慢性疾病过程中经常出现的症状。

《黄帝内经》中已经认识到便秘与脾胃受寒,肠中有热和肾病有关,如《素问·厥论》曰:"太阴之厥,则腹满䐜胀,后不利。"《素问·举痛论》曰:"热气留于小肠,肠中痛,瘅热焦渴,则坚干不得出,故痛而闭不通矣。"《灵枢·邪气脏腑病形》曰:"肾脉微急,为不得前后。"张仲景对便秘已有了较全面的认识,提出了寒、热、虚、实不同的发病机制,设立了承气汤的苦寒泻下,麻子仁丸的养阴润下,厚朴三物汤的理气通下,以及蜜煎导诸法,为后世医家认识和治疗本病确立了基本原则,有的方药至今仍为临床治疗便秘所常用。李东垣强调饮食劳逸与便秘的关系,并指出治疗便秘不可妄用泻药,如《兰室秘藏·大便结燥门》谓:"若饥饱失节,劳役过度,损伤胃气,及食辛热厚味之物,而助火邪,伏于血中,耗散真阴,津液亏少,故大便燥结。""大抵治病,不可一概用巴豆、牵牛之类下之,损其津液,燥结愈甚,复下复结,极则以至引导于下而不通,遂成不救。"程钟龄的《医学心悟·大便不通》将便秘分为"实秘、虚秘、热秘、冷秘"四种类型,并分别列出各类的症状、治法及方药,对临床有一定的

诊余心悟

参考价值。

西医学中的功能性便秘,即属本病范畴,肠易激综合征、肠炎恢复期、直肠及肛门疾病所致之便秘、药物性便秘、内分泌及代谢性疾病所致的便秘,以及肌力减退所致的便秘等,可参照本节辨证论治。

一、病因病机

便秘的病因是多方面的,其中主要的有外感寒热之邪,内伤饮食情志,病后体虚,阴阳气血不足等。本病病位在大肠,并与脾胃肺肝肾密切相关。脾虚传送无力,糟粕内停,致大肠传导功能失常,而成便秘;胃与肠相连,胃热炽盛,下传大肠,燔灼津液,大肠热盛,燥屎内结,可成便秘;肺与大肠相表里,肺之燥热下移大肠,则大肠传导功能失常,而成便秘;肝主疏泄气机,若肝气郁滞,则气滞不行,腑气不能畅通;肾主五液而司二便,若肾阴不足,则肠道失润,若肾阳不足则大肠失于温煦而传送无力,大便不通,均可导致便秘。其病因病机归纳起来,大致可分如下几个方面。

1. 肠胃积热 素体阳盛,或热病之后,余热留恋,或肺热肺燥,下移大肠,或过食醇酒厚味,或过食辛辣,或过服热药,均可致肠胃积热,耗伤津液,肠道干涩失润,粪质干燥,难于排出,形成所谓"热秘"。如《景岳全书·秘结》曰:"阳结证,必因邪火有余,以致津液干燥。"

2. 气机郁滞 忧愁思虑,脾伤气结;或抑郁恼怒,肝郁气滞;或久坐少动,气机不利,均可导致腑气郁滞,通降失常,传导失职,糟粕内停,不得下行,或欲便不出,或出而不畅,或大便干结而成气秘。如《金匮翼·便秘》曰:"气秘者,气内滞而物不行也。"

3. 阴寒积滞 恣食生冷,凝滞胃肠;或外感寒邪,直中肠胃;或过服寒凉,阴寒内结,均可导致阴寒内盛,凝滞胃肠,传导失常,糟粕不行,而成冷秘。如《金匮翼·便秘》曰:"冷秘者,寒冷之气,横于肠胃,凝阴固结,阳气不行,津液不通。"

4. 气虚阳衰 饮食劳倦,脾胃受损;或素体虚弱,阳气不足;或年老体弱,气虚阳衰;或久病产后,正气未复;或过食生冷,损伤阳气;或苦寒攻伐,伤阳耗气,均可导致气虚阳衰,气虚则大肠传导无力,阳虚则肠道失于温煦,阴寒内结,便下无力,使排便时间延长,形成便秘。如《景岳全书·秘结》曰:"凡下焦阳虚,则阳气不行,阳气不行则不能传送,而阴凝于下,此阳虚而阴结也。"

5. 阴亏血少 素体阴虚;津亏血少;或病后产后,阴血虚少;或失血夺汗,伤津亡血;或年高体弱,阴血亏虚;或过食辛香燥热,损耗阴血,均可导致阴亏血少,血虚则大肠不荣,阴亏则大肠干涩,肠道失润,大便干结,便下困难,而成便秘。如《医宗必读·大便不通》说:"更有老年津液干枯,妇人产后亡血,及发汗利小便,病后血气未复,皆能秘结。"

上述各种病因病机之间常常相兼为病,或互相转化,如肠胃积热与气机郁滞可以并见,阴寒积滞与阳气虚衰可以相兼;气机郁滞日久化热,可导致热结;热结日久,耗伤阴津,又可转化成阴虚等。然而,便秘总以虚实为纲,冷秘、热秘、气秘属实,阴阳气血不足所致的虚秘则属虚。虚实之间可以转化,可由虚转实,可因虚致实,而虚实并见。归纳起来,形成便秘的基本病机是邪滞大肠,腑气闭塞不通或肠失温润,推动无力,导致大肠传导功能失常。

二、临床表现

本病主要临床特征为大便排出困难,排便时间或(及)排便间隔时间延长,粪质多干硬。其表现或粪质干硬,排出困难,排便时间、排便间隔时间延长,大便次数减少,常三五日、七八日,甚至更长时间解一次大便,每次解大便常需半小时或更长时间,常伴腹胀腹痛,头晕头胀,嗳气食少,心烦失眠等症;或粪质干燥坚硬,排出困难,排便时间延长,常由于排便努挣导致肛裂、出血,日久还可引起痔疮,而排便间隔时间可能正常;或粪质并不干硬,也有便意,但排便无力,排出不畅,常需努挣,排便时间延长,多伴有汗出、气短乏力、心悸头晕等症状。由于燥屎内结,可在左下腹扪及质地较硬的条索状包块,排便后消失。本病起病缓慢,多属慢性病变过程,多发于中老年和女性。

三、辨证分型

1. 辨证要点 辨寒热虚实粪质干结,排出艰难,舌淡苔白滑,多属寒;粪质干燥坚硬,便下困难,肛门灼热,舌苔黄燥或垢腻,则属热;年高体弱,久病新产,粪质不干,欲便不出,便下无力,心悸气短,腰膝酸软,四肢不温,舌淡苔白,或大便干结,潮热盗汗,舌红无苔,脉细数,多属虚;年轻气盛,腹胀腹痛,嗳气频作,面赤口臭,舌苔厚,多属实。

2. 治疗原则 根据便秘实证邪滞大肠,腑气闭塞不通;虚证肠失温润,推动无力,导致大肠传导功能失常的基本病机,其治疗当分虚实而治,原则是实证以祛邪为主,据热、冷、气秘之不同,分别施以泻热、温散、理气之法,辅以导滞之品,标本兼治,邪去便通;虚证以养正为先,依阴阳气血亏虚的不同,主用滋阴养血、益气温阳之法,酌用甘温润肠之药,标本兼治,正盛便通。六腑以通为用,大便干结,解便困难,可用下法,但应在辨证论治基础上以润下为基础,个别证型虽可暂用攻下之药,也以缓下为宜,以大便软为度,不得一见便秘,便用大黄、芒硝、巴豆、牵牛之属。

3. 分证论治

(1)实秘

1)肠胃积热证

证候:大便干结,腹胀腹痛,面红身热,口干口臭,心烦不安,小便短赤,舌红苔黄燥,脉滑数。

治法:泻热导滞,润肠通便。

方药:麻子仁丸。

组方:方中大黄、枳实、厚朴通腑泄热,火麻仁、杏仁、白蜜润肠通便,芍药养阴和营。此方泻而不峻,润而不腻,有通腑气而行津液之效。若津液已伤,可加生地黄、玄参、麦冬以养阴生津;若兼郁怒伤肝,易怒目赤者,加服更衣丸以清肝通便;若燥热不甚,或药后通而不爽者,可用青麟丸以通腑缓下,以免再秘。

本型可用番泻叶 3~9 克开水泡服,代茶随意饮用。

2)气机郁滞证

证候:大便干结,或不甚干结,欲便不得出,或便而不畅,肠鸣矢气,腹中胀痛,胸胁满闷,嗳气频作,饮食减少,舌苔薄腻,脉弦。

治法:顺气导滞。

方药:六磨汤。

组方:方中木香调气,乌药顺气,沉香降气,大黄、槟榔、枳实破气行滞。可加厚朴、香附、柴胡、莱菔子、炙枇杷叶以助理气之功。若气郁日久,郁而化火,可加黄芩、栀子、龙胆草清肝泻火;若气逆呕吐者,可加半夏、旋覆花、代赭石;若七情郁结,忧郁寡言者,加白芍、柴胡、合欢皮疏肝解郁;若跌仆损伤,腹部术后,便秘不通,属气滞血瘀者,可加桃仁、红花、赤芍之类活血化瘀。

3)阴寒积滞证

证候:大便艰涩,腹痛拘急,胀满拒按,胁下偏痛,手足不温,呃逆呕吐,舌苔白腻,脉弦紧。

治法:温里散寒,通便导滞。

方药:大黄附子汤。

组方:方中附子温里散寒,大黄荡除积滞,细辛散寒止痛。可加枳实、厚朴、木香助泻下之力,加干姜、小茴香以增散寒之功。

(2)虚秘

1)气虚证

证候:粪质并不干硬,也有便意,但临厕排便困难,需努挣方出,挣得汗出短气,便后乏力,体质虚弱,面白神疲,肢倦懒言,舌淡苔白,脉弱。

治法:补气润肠,健脾升阳。

方药:黄芪汤。

组方:方中黄芪大补脾肺之气,为方中主药,火麻仁、白蜜润肠通便,陈皮理气。若气虚较甚,可加人参、白术,"中气足则便尿如常",气虚甚者,可选用红参;若气虚下陷脱肛者,则用补中益气汤;若肺气不足者,可加用生脉散;若日久肾气不足,可用大补元煎。

2)血虚证

证候:大便干结,排出困难,面色无华,心悸气短,健忘,口唇色淡,脉细。

治法:养血润肠。

方药:润肠丸。

组方:方中当归、生地黄滋阴养血,火麻仁、桃仁润肠通便,枳壳引气下行。可加玄参、何首乌、枸杞子养血润肠。若兼气虚,可加白术、党参、黄芪益气生血,若血虚已复,大便仍干燥者,可用五仁丸润滑肠道。

3)阴虚证

证候:大便干结,如羊屎状,形体消瘦,头晕耳鸣,心烦失眠,潮热盗汗,腰酸膝软,舌红少苔,脉细数。

治法:滋阴润肠通便。

方药:增液汤。

组方：方中玄参、麦冬、生地黄滋阴润肠，生津通便。可加芍药、玉竹、石斛以助养阴之力，加火麻仁、柏子仁、瓜蒌仁以增润肠之效。若胃阴不足，口干口渴者，可用益胃汤；若肾阴不足，腰酸膝软者，可用六味地黄丸。

4）阳虚证

证候：大便或干或不干，皆排出困难，小便清长，面色㿠白，四肢不温，腹中冷痛，得热痛减，腰膝冷痛，舌淡苔白，脉沉迟。

治法：温阳润肠。

方药：济川煎。

组方：方中肉苁蓉、牛膝温补肾阳，润肠通便；当归养血润肠；升麻、泽泻升清降浊；枳壳宽肠下气。可加肉桂以增温阳之力。若老人虚冷便秘，可用半硫丸；若脾阳不足，中焦虚寒，可用理中汤加当归、芍药；若肾阳不足，尚可选用金匮肾气丸或右归丸。

便秘尚有外导法，如《伤寒论》中的蜜煎导法，对于大便干结坚硬者，皆可配合使用。

四、转归预后

由于腑气不通，浊气不降，便秘常可引起腹胀，腹痛，头晕头胀，食欲减退，睡眠不安等症，便秘日久，可引起肛裂、痔疮。便秘一病，若积极治疗，并结合饮食、情志、运动等调护，多能在短期内治愈。年老体弱及产后病后等体虚便秘，多为气血不足，阴寒凝聚，治疗宜缓缓图之，难求速效。

五、医案举隅

案例1：王某，女，41 岁。2006 年 12 月 20 日初诊。

主诉：排便困难 2 年，加重半月。

病史：患者自诉 2 年前无明显诱因下出现排便困难，大便 4~5 日一行，便质干，排出困难。近半月来，大便一直质干，腹部明显胀气。月经史：周期 25~30 天，经期 3~5 天，量少，色淡红，无痛经，无血块。刻诊：大便便质干，排出困难，腹胀，月经量减少，色暗淡，面色无华，头晕目眩，气短懒言，四肢倦怠，纳差，夜寐可。舌淡，苔薄白，脉虚弱。

诊断：便秘。

辨证：气虚血亏。

治法：健脾益气，养血润燥。

处方：八珍汤加减。熟地黄 15 克，全当归 12 克，川芎 10 克，赤芍 12 克，生白术 15 克，茯苓 15 克，党参 15 克，炙甘草 10 克，砂仁 6 克，木香 10 克，麦芽 10 克，谷芽 10 克，山楂 10 克，知母 15 克。20 剂，每日 1 剂，早晚分服。

二诊：2007 年 1 月 1 日。患者诉服药后，便秘较前明显缓解，大便 1~2 日一行，质软，无腹胀，无头晕，无疲倦。舌淡，苔薄白，脉虚弱。上方加黄芪 20 克，枸杞子 10 克，30 剂。

三诊：2007 年 1 月 15 日。1 个月后，患者诉用药后便秘明显缓解。大便 1~2 日一行，质软，无其他不适主诉。服药期间，月经已来，血色鲜红，量一般。舌淡，苔薄，脉沉缓。患者症状明显改善，前方继服。

按语：方教授运用八珍汤加减，即四物汤合四君子汤加减，共成健脾理气、养血润燥之品，用于气血两虚之证。而本患者的便秘症状综合舌苔脉象，宜用人参与熟地黄相配，益气养血，共为君药。白术、茯苓健脾渗湿，助人参益气补脾，当归、白芍养血和营，助熟地黄滋养心肝，均为臣药。川芎为佐，活血行气，使地、归、芍补而不滞。知母可滋阴生津润燥；木香、砂仁可理气化湿；炙甘草补气益中，伍党参、白术而助健脾之功，甘草调和诸药之性；谷芽、麦芽、山楂可健脾开胃；数药共奏气血双补之功。二诊意承前法，巩固疗效，加黄芪、枸杞子益培补元气，加固养血益气之功。三诊疗效明显则可逐渐减少方中用药，在引领正气驱邪之后，顾护后天之末，以鼓舞本身的正气以固守正位。随访 3 个月，未见复发。

案例 2：蔡某，女，63 岁。2010 年 4 月 9 日初诊。

主诉：排便困难 10 年余。

病史：患者便秘近十年，大便干结，十余日一行，常需使用泻药辅助通便，先干后稀，平素怕冷，乏力，纳呆，舌质淡边有齿印、苔白腻，脉沉细。

诊断：便秘。

辨证：此系中焦阳气虚衰，鼓动无力所致。

治则：健脾温阳，佐以和降。

处方：干姜 30 克，生白术 40 克，太子参 12 克，莱菔子 10 克（炒研），姜半夏 10 克，陈皮 6 克，炒枳壳 10 克，苏梗 10 克，佛手 6 克，炙紫菀 12 克，焦神曲

12克,郁李仁10克(打),炒谷芽20克,炒麦芽20克。14剂。每日1剂,水煎服。

二诊:2010年4月24日。服药1周后大便得解,3～4日一行,大便先干后稀,便时较畅,便后觉舒,食纳渐增,舌苔渐化。继以原方加减。处方:生白术50克,陈皮10克,川厚朴6克,太子参10克,莱菔子10克(炒研),炙紫菀10克,郁李仁10克(打),鸡内金6克,炒谷麦芽(各)20克。14剂。每日1剂,水煎服。

三诊:2010年5月8日。患者诉大便1～2日一行,成形,便时甚畅,便后全身轻松,纳可。观其腻苔已化,为巩固疗效,嘱原方继服,改为隔日1剂。嘱平时劳逸结合,勿食生冷酸凉之品,注意保暖。追访未发。

按语:便秘一证,有虚有实,而老年人气血不足,尤以虚证为多。本案便秘,乃脾阳虚衰,鼓动无力所致,患者平素怕冷、乏力、舌苔脉象俱为佐证。治疗总以健脾温阳为法,辅以行气、下气、运脾、和胃之品。方中重用生白术治疗气虚便秘,开始时不宜骤用大剂量,恐因补而呆胃,且大多数便秘患者,纳谷不香,食欲不振,可酌加和胃助运之品,如炒谷麦芽、鸡内金等,待胃和能纳后,方可重用生白术。方教授认为:补药必加宣通之品。补而行之,以防滋腻碍胃之嫌。本案初诊生白术用40克,同时佐以干姜温运脾阳,陈皮、枳壳、苏梗、佛手片、焦神曲、炒谷芽、炒麦芽等理气宣通、和胃助运;莱菔子、紫菀下气;半夏健脾;太子参益气。二诊,大便已由10余日一行减为3～4日一行,且食纳渐增,舌苔渐化,是脾阳得建,脾气得运之征,故生白术加至50克巩固疗效。

案例3:冯某,女,80岁。2013年3月18日初诊。

主诉:排便困难2月余。

病史:患者2月来大便经常秘结,时轻时重,口服麻仁丸便秘有所缓解。近1个月来便秘症状加重,服上述药物效果不佳而来就诊。患者大便不通10天,伴有胸脘满闷,身疲乏力,声低懒言,食少乏味,舌淡少苔,脉细软。

诊断:便秘。

辨证:脾胃气虚证,气虚则无力传送大便。

治则:益气通便。

处方:补中益气汤加减。黄芪30克,白术20克,党参20克,当归20克,陈皮15克,升麻6克,柴胡8克,大黄(后下)8克,山药15克,砂仁6克,厚朴

10克,枳壳10克。水煎服,每日1剂,2次分服。7剂。

二诊:2013年3月25日。患者诉大便通畅,胸闷乏力明显好转,食欲改善。效不更方,继服7剂,诸症悉除,便秘告愈。

按语:便秘虽属大肠传导功能失司,但与脾胃关系甚为密切。其表现以实证居多,临床上多采用泻下、润燥、行气、导滞法治疗。然而,患者年老体弱加之久病不愈,中气渐耗,中气不足,气不布津兼之无力传送大便,故排便艰难。根据辨证,治以补中益气汤为主,使脾胃气足,则气能布津于肠道且传导有力,并少佐大黄泻下,补中有泻,便秘自除。

六、临证体会

1. 辨证当注意寒热虚实 便秘是临床上的常见病证,以大便排出困难,排便时间或/及排便间隔时间延长,大多粪质干硬为临床特征。诊断时应与积聚相鉴别。便秘的病因主要有外感寒热之邪,内伤饮食情志,病后体虚,阴阳气血不足等。本病病位在大肠,并与脾胃肺肝肾密切相关。形成便秘的基本病机是邪滞大肠,腑气闭塞不通或肠失温润,推动无力,导致大肠传导功能失常。辨证以寒热虚实为要点。其治疗当分虚实而治,原则是实证以祛邪为主,据热、冷、气秘之不同,分别施以泻热、温散、理气之法,辅以导滞之晶;虚证以养正为先,依阴阳气血亏虚的不同,主用滋阴养血,益气温阳之法,酌用甘温润肠之药。大便干结,解便困难,可用下法,但注意应在辨证论治基础上辅以下法,并以润下为基础,个别证型虽可暂用攻下之药,也以缓下为宜,以大便软为度,不得一见便秘,便用大黄、芒硝、巴豆、牵牛之属,以防愈下愈结。

2. 胃气宜降不宜升,大肠宜润不宜燥 方教授认为,便秘是多种因素引起的,如素体阳盛,饮食过于肥甘厚味或过度饮酒而致肠道湿热内蕴,日久阴津耗伤,脏腑失于濡养,大便干结形成便秘;情志不遂,或平素不注意运动,导致气机运行不畅,肠道通降失司,导致传导不畅,粪便难下;平素过于劳累,导致气虚,或大病之后,气血不足,气虚则脏腑功能低下传导无力,血虚则肠道失于濡养,无液行舟,两者均使大便艰涩难下;年老体衰或素体阳虚,而致脏腑虚寒,受化传导失常,引起排便艰难。方教授认为,便秘病位虽在大肠,病机为邪滞大肠,腑气闭塞不通或肠失温润,推动无力,导致大肠传导功能失常。但是发病与肝脾肾关系密切,治疗以通下为主,但是要配合补气、养血、健脾润肠、

诊余心悟

疏肝理气、温肾散寒等方法,特别是健脾润肠是治疗便秘的临床大法,应用最为广泛,脾虚肠燥也是便秘临床最常见的证型。

3. 治疗要审症求因,审因论治 程钟龄的《医学心悟·大便不通》将便秘分为"实秘、虚秘、热秘、冷秘"四种类型。《兰室秘藏·大便结燥门》云:"治病必究其源,不可一概以牵牛、巴豆之类下之。损其津液,燥结愈甚,复下复结,极则以至导引于下而不通,遂成不救。"唐容川《血证论》云:"肺移热于大肠则便结,肺津不润则便结,肺气不降则便结"。便秘的发生与大肠脾胃肺肝肾等脏腑关系密切。方教授认为,便秘是多种因素引起的,其病因是复杂的,主要的有外感寒热之邪,内伤饮食情志,病后体虚,阴阳气血不足等。在疾病的发展过程中,各种证候可相兼出现,或互相转化。辨证的原则在于以虚实为纲,气血阴阳为目。其病位在大肠,与脾胃肺肝肾有关。病机为传导失职,腑气不通。治宜通下法,同时因疾病本身的多变性和复杂性,不能拘泥于此。治时应审证求因,审因论治,配合补气、养血、健脾润肠、益胃,疏肝理气,温肾散寒之法。

4. 糖尿病性便秘治疗经验 糖尿病性便秘是糖尿病神经系统病变常见的慢性并发症之一,属中医学"消渴""便秘"范畴,血糖控制不良的患者发病率更高。方教授认为糖尿病性便秘的基本病变属大肠传导失常,胃热炽盛,下传大肠,燔灼津液,津亏液耗,导致大肠腑气不通,则生便秘。脏腑虚损是本病的根本,消渴日久,脏腑功能亏虚,饮食、情志及劳欲损伤等加重脾、胃、肾等脏腑的损伤,使脾胃虚弱,久则气阴两虚,或中焦虚寒,脾病及肾,以致肾阳虚衰。方教授认为虽病位在肠,但仍与五脏相关,治疗以调补脾肾为主,又因久病入络,常配以活血通络之品。该病以气阴两虚为本,以燥热、瘀血为标,治疗时应注意标本兼治。

5. 善用瓜蒌、火麻仁 瓜蒌味甘、微苦,寒,归肺、胃、大肠经。有清热化痰、宽胸散结、清热消肿、润肠通便之功。《本草纲目》载:润肺燥、降火、治咳嗽、涤痰结、止消渴、利大便、消痈肿疮毒。现代研究显示瓜蒌含致泻物质,其中瓜蒌仁因含脂肪油,其致泻作用较强,瓜蒌乙醇提取物对乙酰胆碱造成的小鼠回肠收缩有明显的抑制作用。火麻仁又叫大麻仁或麻仁,其味甘、性平、入脾、胃、大肠经,能润燥滑肠,滋养补虚。《神农本草经》言其"补中益气,久服肥健"。《药性论》说它"治大肠风热结涩及热淋"。《本草备要》亦云火麻仁

"缓脾润燥,治阳明胃热汗多两便难"。现代研究表明火麻仁含脂肪油、蛋白质、矿物质及多种维生素,同时能刺激肠黏膜使胃肠分泌增加,蠕动加快减少大肠吸收水分,因脂肪油可润燥滑肠,故常用火麻仁来治疗大便燥结,尤其适用于治疗老年人血虚津枯肠燥之便秘。另外,诸如虚弱与热积病后,以及产后津枯血少的肠燥便秘患者,同样很适于服用它。方教授根据临床辨证,常二药合用,或单用治疗便秘。

6. 以"润"治秘,顾护阴液　《景岳全书·秘结》云:"凡属老人、虚人、阴脏人与产后、病后、多汗后,或小水过多,或亡血、大吐大泻之后,多有病为燥结者,盖此非气血之虚即津液之耗。凡此之类,皆须详查虚实,不可轻用芒硝、大黄、巴豆、牵牛、芫花、大戟等药及承气、神芎等剂,虽今日暂得通快,而重虚其虚,以致根本日竭,则明日之结必将更甚,愈无可用之药矣。"老年人脏腑柔弱,气血津液多化生不足,肠腑津血不足,无水行舟,便秘缠绵。方教授告诫:若擅用攻下之法,徒损阴液,便秘益甚;若确属阳明腑实证,当用攻下,则注意中病即止,不必尽剂,正所谓"急下存阴",可视为保存阴津之变法。对于阴津不足者,多用生地黄、玄参、麦冬、沙参等药以养阴生津润肠;阴血不足者,多用当归、阿胶等药以养血润燥通便。方教授非常重视润燥之法在便秘治疗中的应用。见有舌红质干乏津者,口苦咽干明显者,均予以养阴润燥之品,多取增液汤滋润养阴,使肠道津液有源,燥结得润,体质差者也可配太子参顾护中气为先,这样既清热通便又不伤及正气,达到标本兼治的目的。总之对于老年性便秘,多从"润"字上着眼,寓泻于润之中,润泻相兼,相辅相成。

第六章　皮　肤　病

第一节　面　部　色　斑

　　面部色斑即面部色素沉着,祖国医学称之为"肝斑""鼾黑斑"。面部色斑是临床常见的一类损容性疾病,是由于皮肤黑色素的增加而形成的一种常见面部呈褐色或黑色素沉着性的皮肤疾病,多发于面颊和前额部位,日晒后症状加重,会严重影响患者的生活和心理。鼾黑斑之病名首见于明代陈实功《外科正宗·女人面生鼾黑斑》曰:"鼾黑斑者,水亏不能制火,血弱不能华肉,以致火燥结成黑斑,色枯不泽。宜朝服肾气丸,以滋化源,早晚以玉容丸洗之,兼戒忧思动火劳伤,日久渐退。"诱发面部色素沉着的因素很多,常见与外伤后炎症刺激、局部皮肤营养不良、紫外线照射、性激素水平变化、精神因素,某些劣质化妆品、药品、化学物质等刺激有关。

一、病因病机

　　本病多与肝脾肾三脏关系密切,气血不能上荣于面为主要病机。情志不畅导致肝郁气滞,气郁化热,熏蒸于面,灼伤阴血而生;或冲任失调,肝肾不足,水火不济,虚火上炎所致;或慢性疾病致营卫失和,气血运行不畅,气滞血瘀,面失所养而成;或饮食不节,忧思过度,损伤脾胃,脾失健运,湿热内生,熏蒸而致病。

　　西医学认为本病多与内分泌失调有关,可能与雌激素和孕激素在体内增多,刺激黑素细胞分泌黑素和促进黑色素的沉着堆积有关。

二、临床表现

　　面部色斑包括雀斑、黑斑、黄褐斑和老年斑等,属色素障碍性皮肤病。雀斑:雀斑是一种好发于颜面、颈部及手背部的黄褐色或暗褐色色素斑点,多在

6岁左右出现,常随年龄的增长而增多。本病为常染色体显性遗传,其发展与日晒有关。多见于青少年面、颈、手背等暴露部位。为淡褐色或深褐色斑点,多散在对称分布,具有遗传倾向。春夏加重、秋冬变浅。黄褐斑是发生于面部淡褐色或褐色斑,为一种常见的色素沉着性皮肤病。本病相当于中医的"肝斑",亦称"黧黑斑",多发于中年妇女,是一种后天性局限性色素增多疾病。

实验室及辅助检查:皮肤组织病理检查显示表皮中色素过度沉着,真皮中噬黑素细胞也有较多的色素,基底细胞层色素颗粒增多。

三、鉴别诊断

(1)雀斑皮疹分散而不融合,斑点较小;夏重冬轻或消失;有家族史。

(2)艾迪生病色素沉着除发生于皮肤外,黏膜上也有褐黑色斑片;常伴有神疲乏力、怕冷、舌胖脉细等症状。

(3)焦油黑变病有长期接触煤焦油史;皮损主要在面颈部等暴露部位,呈弥漫性色素沉着;往往伴有痤疮样炎性反应。

四、辨证论治

本病以疏肝、健脾、补肾、化瘀为基本治疗原则。临床应辨证论治,随症加减。

1.肝郁气滞证

证候:多见于女性,斑色深褐,弥漫分布;伴有胁肋胀痛,急躁易怒,胸闷善太息,月经不调,舌质红,苔薄,脉弦细。

治则:疏肝理气,活血消斑。

方药:逍遥散加减。

组方:伴口苦咽干、大便秘结者,加牡丹皮、栀子;月经不调者,加女贞子、香附;斑色深褐而面色晦暗者,加桃仁、红花、益母草。

2.肝肾不足证

证候:面部出现黑斑,分布于颧、唇周,以下颏、眼眶周围为甚。兼见形瘦,腰酸乏力,头晕目眩,面部烘热,盗汗少寐,经量多色红,舌质红,少苔,脉细。

治则:补益肝肾,滋阴降火。

方药：六味地黄丸加减。

组方：阴虚火旺明显者，加知母、黄柏；失眠多梦者，加龙骨、牡蛎、珍珠母；褐斑日久色深者，加丹参、僵蚕。

3. 脾虚湿蕴证

证候：斑色灰褐，状如尘土附着；伴有疲乏无力，纳呆困倦，月经色淡，白带量多；舌质淡胖边有齿痕，苔白腻，脉濡或细。

治则：健脾益气，祛湿消斑。

方药：参苓白术散加减。

组方：伴月经量少而色淡者，加当归、益母草。

4. 气滞血瘀证

证候：面部斑呈黑褐色，以颧部、额部、唇周为主，对称分布，边界清楚，伴有面色晦暗、唇绀，月经不调，色暗有瘀血块，舌质有瘀斑，脉沉涩。

治则：理气活血，化瘀消斑。

方药：桃红四物汤加减。

组方：胸胁胀痛者，加柴胡、郁金；痛经者，加香附、乌药、益母草；病程长者，加僵蚕、白芷。

五、其他疗法

1. 外治疗法　外治主要有中药穴位按摩、中药面膜疗法、中药外熏、外洗、外敷、外涂等方法。文献记载的色斑外治方药很多，当代单验方也不乏，使用频率较高的有白芷、白及、白附子、白僵蚕、白蔹、白茯苓、当归、川芎、珍珠、密陀僧、赤芍药、丹参等白色中药与养血活血药。选用白色药物，白色入肺，肺主皮毛，可使药物走表而达肌肤促使色斑消散；选用活血化瘀药，可促进面部血液循环，改善面部皮肤代谢，使面部色素逐渐消散。处方剂型多样化，有霜剂、膏剂、散剂、汤剂、面膜等，以将药物研末过筛后加入基质制成膏霜剂或散剂面膜粉敷面最为常用。

2. 针灸推拿　在治疗过程中可配合穴位按摩。穴位：合谷、四白、颧髎、颊车、地仓、三阴交、涌泉等，每次可选2~3个穴位，每次4~5分钟。每日2~3次穴位按摩，可使经络沟通内外，运行气血荣面走窍，改善周身血液循环，内调脏腑，外调肌肤，以达到治疗兼美容作用。

3. 西医治疗 口服大剂量维生素 C,每次 1 克,每日 3 次;或静脉注射维生素 C,每次 1 克,隔日 1 次,好转后改为口服,每次 0.2 克,每日 3 次。

六、预防与调护

面部色斑无自觉症状,慢性经过,日晒后加重。一部分由于分娩后或停用避孕药后可缓慢消退。预后良好。

(1)保持开朗豁达的胸怀,避免焦躁、忧愁等不良情绪刺激。肝的疏泄功能恢复,则百病无从以生。

(2)注意劳逸结合,睡眠充足,避免劳损。十一点到凌晨一点是胆经循行的时刻,休息得当,则肝胆功能正常。精气充沛,人体代谢正常,面色红润。

(3)避免日光暴晒,防晒在色斑的调护中非常重要。避免长时间、强烈日光暴晒,过强的紫外线会使患者的皮肤受伤,黑色素合成缓慢,所以在春夏季节,患者出门前要做好防晒准备,涂上隔离系数强的防晒霜,打上遮阳伞,保护皮肤。许多患者常因炎夏外出旅游、出差,而诱发或致色斑复发。

(4)慎用含香料和药物性化妆品,忌用刺激性药物及激素类药物。以防刺激机体,导致代谢失常。

(5)多食含维生素 C 的蔬菜、水果,避免光敏性物质的摄入,如香菜、木耳、香菇、胡萝卜等。饮食得当,多食富含膳食纤维的食物。

七、医案举隅

案例1:林某,女,34 岁。2014 年 06 月 18 日初诊。

病史:患者自述 4 年前丈夫车祸去世后,面部开始出现黄褐色斑点,近 1 年面部色斑加深,范围扩大,双颊部尤甚。平素月经周期正常,行经 4~5 天,量偏少,色暗,时有血块,伴少腹疼痛。纳呆,食欲减退,眠晚,大便黏滞,偶有排出不净感,小便调,舌暗红,苔薄白,脉弦细。

诊断:面部色素沉着。

辨证:肝郁气滞,瘀血内停。

治则:疏肝理气,活血化瘀。

处方:柴胡 12 克,桃仁 5 克,红花 5 克,当归 12 克,白芍 10 克,黄芩 10 克,合欢皮 10 克,生地黄 10 克,薏苡仁 15 克,五味子 6 克,玫瑰花 9 克,百合

15 克,夜交藤 12 克,砂仁 9 克,炙甘草 6 克。水煎至 300 毫升,分早晚两次温服,每日 1 剂。并嘱其注意防晒。

二诊:2014 年 07 月 03 日。服药半月后,患者自述近两日来大便偏稀,食欲改善,面部色斑颜色稍变浅。上方去黄芩、砂仁、合欢皮,加白术 12 克。

三诊:2014 年 07 月 17 日。患者面部色斑变淡,睡眠质量提高,无明显不适症状。嘱其守方继续服用半月,后口服疏肝解郁胶囊,随访病情稳定,未见面部色斑范围扩大、颜色加深。

按语:黧黑斑又称"肝斑",它的形成与气血失和有着密切的联系,方教授认为,女子以肝为先天,肝主疏泄,体阴而用阳,其性喜条达而恶抑郁,具有推动血液运行和津液疏布的作用,肝失疏泄,则会影响气血的畅达。患者四年前经历丧夫之痛,心情抑郁,情志失调,影响肝的疏泄功能,以致肝气不舒,气机失调,郁结不畅;同时,气为血帅,具有推动血液运行的作用,气滞则血行不畅,引起血瘀,血瘀则引起脉络瘀阻;此外,肝气郁结日久则肝郁乘脾,脾虚则气化失司,无力推动血行,亦可导致气滞血瘀,气血不能上荣于面部肌肤,则出现郁滞症状,面部色斑即肝郁气结、血行不畅的外在表现。方教授以疏肝解郁,理气活血为原则,选用柴胡、当归、桃仁、红花为君,柴胡辛行苦泄,性善条达肝气,疏肝解郁;当归辛行温通,桃仁、红花相须为用,均为活血行瘀之要药,当归同时甘温质润,长于补血,当归一药,既能活血,又能补血,配合川芎又可行血瘀气滞以调经止痛。臣以白芍、生地黄,与柴胡、当归相伍可养血柔肝,滋阴敛阴。玫瑰花,《本草正义》说:"香气最浓,清而不浊,和而不猛柔肝醒胃,流气活血,宣通窒滞而绝无辛温刚燥之弊,断推气分药之中,最有捷效而最为驯良者",具有理气、和血、行血之功。百合与夜交藤相伍,养阴清心,安神之效佳。薏米、白术配伍,健脾益气之功著,脾气健运,则行血有力,气滞得行,血瘀得化。诸药相合,共奏疏肝健脾、化瘀通滞之效。

案例 2:王某,女,42 岁。2013 年 08 月 10 日初诊。

病史:患者自述于 3 年前无明显诱因出现面部颜面部褐斑,对称性分布,无高出皮肤,无皮肤瘙痒。月经周期不规律,经常提前或拖后 3~4 日,经期 3 日,经前乳房胀痛,未曾正规治疗。目前患者面部黄褐斑,面颊及口唇周围散在粟粒大小的淡红色丘疹,眼圈发乌,经前乳胀,偶有胸闷,腰背酸痛,烦躁,纳可,睡眠差,夜间多梦易醒。大便偏干,小便调,舌质红,苔黄厚,脉沉数。

诊断：黄褐斑。

辨证：肝郁气滞。

治则：疏肝理气，活血除湿。

处方：当归15克，柴胡12克，香附12克，枳实12克，厚朴12克，大黄10克，桑白皮15克，丹参12克，夏枯草15克，五味子15克，益母草12克，红花5克，白花蛇舌草10克，蒲公英10克，川芎12克。7剂，水煎至300毫升，分早晚两次温服，每日1剂。

二诊：2013年08月17日。服用上方后，患者自诉目前面色红润，面部皮疹色斑较前有所消退，色斑颜色明显变淡，无头痛不适，时胃痛、泛酸，经前乳房胀痛，纳眠可，二便调。舌质红，苔薄黄，脉沉细，视病情守上方加泽泻15克，山楂20克。余药同前不变，继服7剂，水煎至500毫升，分早晚两次温服，每日1剂。

三诊：2013年08月24日。患者诉服药后前额部两颧部色斑部分消退，颜色变淡，面色较前光亮，胃脘痛泛酸缓解，仍觉胃脘堵塞感，腹胀气，纳眠可，大便干，3日一行，小便调。舌红，苔黄厚，脉滑。视病情守上方加何首乌10克，泽泻15克，山楂20克，余药不变，继服7剂，水煎至500毫升，分早晚两次温服，每日1剂。

按语：黄褐斑是一种慢性皮肤疾患，方教授认为其病机无论肝郁、脾湿、肾亏，最终均可导致气血运行不畅，血瘀于颜面，而成斑片。而中医又有"无瘀不成斑"之说，瘀乃脏腑虚亏，气机失调所致，故气血瘀滞，脉络不通，气血不能上荣于面乃黄褐斑最根本之病机。方中当归、大黄、益母草、红花、丹参、川芎大剂量活血化瘀之品，使气血上荣于面部，促进面部的血液供应。方教授通过大量的临床观察发现：本病与肝、肾二经关系最为密切。患者多由于肝郁气滞，血虚不能滋养肌肤，致使血癖气滞。本病的发生发展与精神因素密切相关，患者多由于肝郁气滞，血虚不能滋养肌肤，致使血癖气滞。柴胡、香附、枳实、厚朴理气行气，气行则血行，同时理气药也可以解决患者精神抑郁等问题；桑白皮泻肺热而除痤疮；夏枯草、白花蛇舌草、蒲公英软坚与清热解毒，清除面部痤疮；五味子起到收敛作用，防止大剂量活血与清热解毒药物伤正气。全方共奏疏肝理气，活血除湿之功。

八、临证体会

1. 善用理气活血法 方教授在临证中指出,鬃黑斑的形成与气血失和有着密切的联系。气血阴阳之间协调平衡,生命活动才得以正常进行。反之,"气血不和,百病乃变化而生"(《素问·调经论》)。此外,中医认为,"气行则血行,气滞则血瘀",因此,调整气血之间的关系,使其恢复协调平衡的状态是治疗疾病的常用法则之一,而理气活血法也成为调理面部色斑的主要治法之一。

理气活血法作为中医治法之一,既能解气分郁结,又能活血化瘀滞,肝气郁结得解,血分瘀滞得化,气血畅达,则气行血行,阴血得以到达皮肤颜面,濡养肌肤,皮肤中的黑色素亦可随人体的正常新陈代谢而排出体外,则面部色斑得以消退。

2. 善用调经法 萧壎在《女科经纶·月经门·调经莫先于去病论》按语云:"妇人有先病而致经不调者,有月经不调而生诸病者。如先因病而后经不调,当先治病,病去则经自调。若因经不调而后生病,当先调经,经调则病自除。"方教授认为面部色斑患者以月经病为主病,因月经不调、冲任失养而致面部气血失和,故中医辨证以调养冲任经自调为主,正所谓"经调则病自除。"在辨证调经的基础上方教授加入祛斑养颜药,标本兼治。遵循患者的月经周期给予辨证论治是方教授调养冲任以调经的特色之一。临床上患者就诊时间不一,根据不同患者的月经期,给予顺应月经规律的用药。其中,经后期阴长期,血海空虚,在肾气的作用下逐渐蓄积精血。由虚而满,故在此期应当顺应其规律,以补肾阴为主。治法上以养血补益肝肾为主,方药:熟地黄、山药、山茱萸、生地黄、北沙参、麦冬、当归、枸杞子、川楝子、川芎、白芍、茯苓、女贞子、旱莲草;经间期为重阴转化期,血海充盈,阴精盛,又为重阴,重阴转阳,阴盛化阳,冲任气血活动显著,应在补益肝肾中辅以补肾阳化瘀理气之品。方药:熟地黄、山药、山茱萸、菟丝子、五味子、车前子、枸杞子、覆盆子、当归、川芎、白芍、茯苓、女贞子、旱莲草;经前期为阳长期,阴充阳长,以维持肾阴阳平衡状态。治宜阴中求阳,加用补肾阳疏肝之药,维持黄体功能。方选左归丸合逍遥丸加减。行经期为重阳转化期,重阳则开,血海满盈而溢下,冲任变化急骤,治宜活血调经,以推动气血运行,使胞宫排经得以通畅。方选桃红四物汤加减。

其中中医妇科调经药中就有许多兼顾养颜功效。如菟丝子擅于补肾益精,《药性本草》称其"久服去面黑悦颜色";当归润肤除斑,川芎有外散,上达巅顶,下通血海的作用,乌发悦颜香身,既能活血,又能行气,有"血中气药"之称;益母草行血养血,行血而不伤新血,养血而不瘀血,有活血化瘀调经之功,为血家之圣药;红花活血化瘀,通经止痛。玫瑰花行气活血、悦颜和色;山药对滋养皮肤,健美养颜有独特疗效。

第二节 痤　疮

　　痤疮是一种以颜面、胸、背等处见丘疹顶端如刺状,可挤出白色碎米样粉汁为主的毛囊、皮脂腺的慢性炎症。中医文献中称"粉刺""肺风粉刺""面疮""酒刺",俗称"青春疙瘩""青春痘"。临床特点是:丘疹、脓疱等皮疹多发于颜面、前胸、后背等处,常伴有皮脂溢出。多见于青春期男女。

　　中医学中并无痤疮这一病名,但古医籍中记载的"痤痱""面疱""面皯疱""面皰疮"等病名与本病名相似,而根据痤疮的临床证候特征也可将痤疮归属到中医学中的"粉滓""粉刺""面鼓""风刺""酒刺"等范畴。现代医学对痤疮的发病机制认识并不明确,故西医对痤疮的治疗效果不尽如人意。而中医药对痤疮的病因病机认识较深,相关论述也比较详尽,其临床治疗效果也比较理想,相对于西医治疗,中医治疗痤疮有较多的优势与特色。

　　《说文解字》曰:"痤,小肿也。"《广雅疏证·释诂》云:"痤,痈也。"根据痤疮的临床特点,祖国医学中对痤疮早有论述,只是病名不一。早在《黄帝内经》中就有对本病的记述,在《素问·生气通天论篇》有"痤痱"的记述,"汗出见湿,乃生痤痱",注曰:"大如酸枣或如豆,色赤而内有脓血也"。《诸病源候论》曰:"生痤疖,肿结如梅李也"。到了宋朝,在《杨氏家藏方》中有云:"肺壅气不升降……面赤生痤,神思不爽"。

　　在清朝的医书中对本病名的记述较多,《外科大成》中有云:"痤者疮疖也";《兰室秘藏》《证治准绳》《卫生宝鉴》等都有"痤"的记述。以上这些都是有关于痤的病名的记述,而对于痤疮的临床证候相似的病名记述更是比较详多。如唐宋前的"面疱""面皯疱""面皰疮"等。晋代《肘后方》云:"年少气充,面生皰疮";南北朝《刘涓子鬼遗方》中云:"面皯疱",并对治疗方药也有记述。隋代《诸病源候论》曰:"面疱者……头如米粒大,亦如谷大,白色者是也"。唐代孙思邈《备急千金要方》和《千金翼方》都有"面疱""面皯疱"的记载。

唐宋以后,痤疮多应归属到"粉滓""粉刺""面皶""风刺""酒刺"等范畴。《千金方》《外台秘要》中有"粉滓"的记载。《太平圣惠方》《外科正宗》《普济方》《寿世保元》中都有"粉刺"的记载。《儒门事亲》《外治寿世方》中有"风刺"的记载。《外科正宗》《寿世保元》《外科大成》中有"酒刺"的记载。而《万病回春》中的"谷嘴疮"和《外科启玄》中的"粉花疮"也与痤疮相似。对临床证候的记述也比之前较为详细,如《医宗金鉴·肺风粉刺》云:"此症……每发于面鼻,起碎疙瘩,形如黍屑,色赤肿痛,破出白粉汁,日久皆成白屑,形如黍米白屑。"

一、病因病机

素体阳热偏盛,肺经蕴热,复受风邪,熏蒸面部而发;或过食辛辣肥甘厚味,肠胃湿热互结,上蒸颜面而致;或脾气不足,运化失常,湿浊内停,郁久化热,热灼津液,煎炼成痰,湿热瘀痰凝滞肌肤而发。

西医学认为本病与内分泌、毛囊皮脂腺导管角化、感染、免疫及遗传等因素有关。近年来,因卵巢囊肿引起的痤疮多见。

二、诊断

好发于颜面、颈、胸背等处。皮损初起为针头大小的毛囊性丘疹,或为白头粉刺、黑头粉刺,可挤出白色或淡黄色脂栓,因感染而成红色小丘疹,顶端可出现小脓疱。愈后可留暂时性色素沉着或轻度凹陷性疤痕。严重者称聚合型痤疮,感染部位较深,出现紫红色结节、脓肿、囊肿,甚至破溃形成窦道和疤痕,或呈橘皮样改变,常伴皮脂溢出。皮疹反复发生,常因饮食不节、月经前后而加重。自觉有轻度瘙痒,炎症明显时伴疼痛。病程长短不一,青春期后可逐渐痊愈。

三、鉴别诊断

(1)酒渣鼻多见于壮年人;皮疹分布以鼻尖、鼻翼为主,两颊、前额也可发生,不累及其他部位;无黑头粉刺,患部潮红、充血,常伴有毛细血管扩张。

（2）职业性痤疮常发生于接触沥青、煤焦油及石油制品的工人,同工种的人往往多发生同样损害;丘疹密集,伴毛囊角化;除面部外,其他接触部位如手背、前臂、肘部亦有发生。

（3）颜面播散性粟粒性狼疮多见于成年人;损害为粟粒大小淡红色、紫红色结节,表面光滑,对称分布于颊部、眼睑、鼻唇沟等处;用玻片压之可呈苹果酱色。

四、辨证论治

本病以清热祛湿为基本治疗原则,或配合化痰散结、活血化瘀等法,内、外治相结合。

1. 肺经风热证

证候:丘疹色红,或有痒痛,或有脓疱;伴口渴喜饮,大便秘结,小便短赤;舌质红,苔薄黄,脉弦滑。

治法:疏风清肺。

方药:枇杷清肺饮加减。

组方:伴口渴喜饮者,加生石膏、天花粉;大便秘结者,加生大黄;脓疱多者,加紫花地丁、白花蛇舌草;经前加重者,加香附、益母草、当归。

2. 肠胃湿热证

证候:颜面、胸背部皮肤油腻,皮疹红肿疼痛,或有脓疱;伴口臭、便秘、溲黄;舌红苔黄腻,脉滑数。

治法:清热除湿解毒。

方药:茵陈蒿汤加减。

组方:伴腹胀,舌苔厚腻者,加生山楂、鸡内金、枳实;脓疱较多者,加白花蛇舌草、野菊花、金银花。

3. 痰湿瘀滞证

证候:皮疹颜色暗红,以结节、脓肿、囊肿、疤痕为主,或见窦道,经久难愈;伴纳呆腹胀;舌质暗红,苔黄腻,脉弦滑。

治法:除湿化痰,活血散结。

方药:二陈汤合桃红四物汤加减。

组方：伴妇女痛经者,加益母草、泽兰;伴囊肿成脓者,加贝母、穿山甲、皂角刺、野菊花;伴结节、囊肿难消者,加三棱、莪术、皂角刺、夏枯草。

五、其他疗法

1. 外治疗法

（1）三黄洗剂、颠倒散洗剂、痤灵酊：外擦患处,每日 2~3 次,视病情可加入氯霉素 2 克或甲硝唑 2 克。

（2）痤灵霜：适合秋冬季外用,每日 2~3 次。

（3）四黄膏：外敷较严重的结节和囊肿。每日换药 1~2 次。

（4）中药面膜治疗：用消痤散加温水和少许蜂蜜调成糊状均匀敷于面部皮疹处,30 分钟后洗去,每日或隔日 1 次。炎症明显者可用绿茶水调敷或加入苦瓜汁调敷,亦可外加石膏倒模,有热敷消炎作用。

2. 针罐疗法

（1）体针：取穴大椎、合谷、四白、太阳、下关、颊车。肺经风热证加曲池、肺俞;肠胃湿热证加大肠俞、足三里、丰隆;月经不调加膈俞、三阴交。中等刺激,留针 30 分钟,每日 1 次,10 次为 1 个疗程。

（2）耳针：取穴肺、内分泌、交感、脑点、面颊、额区。皮脂溢出加脾;便秘加大肠;月经不调加子宫、肝。耳穴埋豆,每次取穴 4~5 个,2~3 日换豆 1 次,5 次为 1 个疗程。

（3）刺络拔罐：可取大椎、肺俞等穴,用三棱针点刺放血后加拔罐 3 分钟,每周 1~2 次。

3. 西医治疗 内服抗生素类、维生素 B 族、维生素 A、维 A 酸类、锌制剂等。抗生素以四环素、红霉素使用最为广泛。配合外用 0.05% 维 A 酸霜,每日 1~2 次,以及 2% 红霉素软膏、5% 硫黄霜,连用 1~2 个月。

六、预防与调护

（1）经常用温水、硫黄皂洗脸,皮脂较多时可每日洗 2~4 次。

（2）忌食辛辣刺激性食物,如辣椒、酒类;少食油腻、甜食;多食新鲜蔬菜、水果;保持大便通畅。

（3）不要滥用化妆品,有些粉质化妆品会堵塞毛孔,造成皮脂淤积而成粉刺。

（4）禁止用手挤压粉刺，以免炎症扩散，愈后遗留凹陷性疤痕。

七、医案举隅

案例 1：李某，女，33 岁。2014 年 09 月 23 日初诊。

病史：妇科彩超：右侧卵巢囊肿：5.1 cm×4.8 cm×2.8 cm。面部痤疮，下颌部痤疮、色红疼痛，眼角处粟粒样粉刺，面色暗，色斑明显，时焦虑抑郁，平素月经尚规律，经前双乳胀痛，纳眠可，白昼神倦乏力，小便可，大便不成形，1~2 日行 1 次。刻诊：腹部不适，舌暗、舌底脉络迂曲，苔中后部白腻，舌尖有点刺，脉弦涩。

辨证：痤疮色红、舌尖点刺为上焦火热之象，舌暗、舌底脉络迂曲、脉弦而涩为肝气不舒且有血瘀的表现，苔中后部白腻、大便质黏、下腹不适为痰湿阻滞中下焦。综合脉证，属肝郁化火炎于上，脾湿不运、痰湿内生蕴于中、下焦（脾胃、卵巢）。

治则：疏肝清热、健脾祛湿，兼以活血之法。

处方：丹皮 15 克，焦栀子 12 克，柴胡 9 克，赤芍、白芍、当归、白术各 15 克，泽兰、益母草各 30 克，黄柏 9 克，玄参 15 克，蒲公英 12 克，地丁 15 克，甘草 6 克。7 剂，水煎至 300 毫升，分早晚两次温服，每日 1 剂。嘱畅情志，慎起居，调饮食。

二诊：2014 年 10 月 03 日。面部痤疮未再新起，神疲乏力改善，下腹部不适减轻，大便较前好转，舌苔变薄。上方加川牛膝 15 克，继服 14 剂。

三诊：2014 年 10 月 18 日。下颌部痤疮明显减小，面色改善，色斑大减，舌红减轻，上方去地丁、黄柏，焦栀子减为 6 克，继服 14 剂。

四诊：2014 年 11 月 03 日。自述 2014 年 10 月 28 日月经来潮，经前乳房胀痛减轻，经色较红，经期无明显不适，舌质紫暗及舌底脉络迂曲减轻，去蒲公英，继服 7 剂。后停汤药，服逍遥丸 1 个月，随访 6 个月后，面部痤疮基本消失，色斑大减，妇科彩超：右侧卵巢囊肿消失。

按语：现代社会生活节奏快、压力大，伴焦虑、烦躁或抑郁者甚多。方教授认为肝主疏泄，调畅情志，长期焦虑或情志不畅，易导致肝气不舒，女性情志细腻，更易出现肝气不舒、焦虑抑郁的状态，肝气不舒，郁而气滞，日久血行瘀滞或化火上炎,则出现痤疮色红疼痛、舌尖点刺;素体脾虚有湿或因肝郁克脾导致脾虚不运,则痰湿内生,土愈湿则木郁愈甚;痰湿瘀血蕴于下焦,日久则成癥瘕积聚。方教授常用丹栀逍遥散加减可通过调整神经、免疫、内分泌系统,改善患者精神状态。现代研究发现丹栀逍遥散可通过调控 β 抑制蛋白 2 介导的信号通路防治多囊卵巢综合征。

案例 2:严某,女,29 岁,高中数学教师。2010 年 09 月 3 日初诊。

病史:自诉 3 年来面部痤疮反复发作,红色丘疹,刺痒不适,触之有硬结感,行经前加重,经后减轻,急躁易怒,口苦咽干。末次月经 8 月 27 日,月经常后期而行,量少,带下偏黄,大便干结,舌红苔黄微腻,脉细弦。白带常规见白细胞(++),子宫附件 B 超未见明显异常。

诊断:痤疮。

辨证:湿热内蕴,肝气郁结。

治则:清利湿热,疏肝解郁。此时值月经干净第 3 天,经后期配合滋阴养血。

处方:黄芩 10 克,蒲公英 30 克,鱼腥草 25 克,金银花 15 克,菊花 15 克,柴胡 10 克,广郁金 10 克,桔梗 6 克,苦杏仁 10 克,赤芍 10 克,炒白芍 10 克,薏苡仁 20 克,白芷 10 克,僵蚕 10 克,炙甘草 3 克。当归 10 克,怀山药 15 克,山茱萸 10 克,夏枯草 20 克,皂角刺 10 克。7 剂,水煎至 300 毫升,分早晚两次温服,每日 1 剂。

二诊:2010 年 09 月 10 日。服 7 剂后红疹减少,结节消退,未见新起,白带正常,舌红苔薄,脉细弦。值月经前期,宜疏肝补肾助阳调经,处方:上述基本方加菟丝子 10 克,地肤子 10 克,10 剂水煎服,分早晚两次温服,每日 1 剂。

三诊:2010 年 09 月 20 日。服 10 剂后痤疮明显减少,颜色变暗,未新起。继用上方加丹参 10 克,泽兰 10 克,川芎 6 克,疏肝、活血调经,7 剂水煎服,分早晚两次温服,每日 1 剂。

2011 年 9 月 27 日四诊,患者于前日月经来潮,经前痤疮未见加重,经量较前增多,色红,无块,口苦咽干较前好转。如此按上述调经序贯治疗,服药 3 个月。患者至今回访,面部痤疮未再复发,月经期、量、色、质正常。

按语:该患者为高中数学老师,工作繁琐,压力较大,情志不畅,肝失疏泄,气机郁结,郁而化火,肝郁脾虚湿热互结发于皮面而为痤疮。故方教授在清热化湿的同时,侧重疏肝理气,调理冲任之法。行经期活血调经为主,重在祛瘀,经后期配合滋阴养血,经前期补肾助阳调经。方中蒲公英、鱼腥草、金银花能清热解毒、凉血消痈、利湿消肿;黄芩清上焦湿热,且上述清热药经现代医学研究均对皮肤有较强的抗菌抑菌作用。僵蚕能化痰解毒、软坚散结,僵蚕同时能祛风止痒、灭瘢痕;柴胡、广郁金、菊花舒肝解郁,理气祛斑;薏苡仁、白芷健脾利湿、消肿排脓、防晒增白。

八、临证体会

1. 善用丹栀逍遥散 方教授认为肝主疏泄、调畅情志和全身气机,又主藏血,女子以血为本,以肝为先天,故肝气条畅和肝血充足在女子经带胎产中起着重要作用,女子月经、胎产、哺乳数伤于血,故气常不舒、血常不足,气血失调、气滞血瘀是女子各种疾病重要病理基础。或因起居失于调摄、感受寒邪,导致经血凝滞,或因情志内伤、气滞血瘀,肝郁及脾,脾虚不运化生痰湿,痰湿瘀血互结于下焦而成癥瘕、积聚。故肝郁脾虚是卵巢囊肿的重要病机,气滞血瘀,痰湿瘀血结于下焦是其重要病理状态,故治疗应以疏肝健脾、祛湿活血为法。丹栀逍遥散为疏肝健脾代表方,方教授治疗妇科疾病及痤疮时常以疏肝为基础,丹栀逍遥散是其常用之方。方中柴胡、赤芍、白芍疏肝养血活血,丹皮、焦栀子清心经及三焦火热;根据病情加用黄柏清下焦相火,玄参滋阴益肾,白术、茯苓化湿以健脾,益母草、泽兰活血化瘀,蒲公英、地丁清热泻火消痈。此方以疏肝健脾、祛湿活血为基本治则,兼清上焦火热,随后又根据病情变化加减,使全身气机调畅上焦火热得清,下焦痰湿淤血得化,故卵巢囊肿和面部痤疮同时治愈。而临床应用需根据具体病情加减,因其下焦痰湿瘀血蕴结,可配伍祛湿活血之品,如薏苡仁、泽兰、益母草等;若气滞较重可加香附、枳壳、川芎,下焦寒湿可加肉桂、砂仁以温化寒湿,总之谨守病机,随症加减,以平为期。

2. 善用清热疏肝法 痤疮好发于颜面部皮肤,中青年女性多见,若治疗不当,易形成色素沉着甚至瘢痕,影响患者颜面部的美观和心理健康及生活质量,从而导致患者焦虑、抑郁及其他心理问题。现代女性青春期饱受升学压力,工作岗位遭受竞争压力,婚后要尽生儿育女、培养教育之责,稍有不慎还得承受情感问题、家庭矛盾等纠葛纷扰,因此长期的不堪重负,使她们身心疲惫,情志不畅,肝失疏泄,气机郁结,郁而化火,严重干扰了肾-天癸-冲任-胞宫与之生理功能。故方教授认为湿热内蕴、肝气郁结、冲任失调为女性痤疮多发的重要病机。运用清热疏肝法治疗痤疮效著。基本方为：黄芩 10 克,蒲公英 20 克,鱼腥草 25 克,连翘 15 克,芦根 10 克,柴胡 10 克,广郁金 10 克,菊花 10 克,桔梗 6 克,苦杏仁 10 克,赤芍 10 克,炒白芍 10 克,薏苡仁 20 克,白芷 10 克,山楂 10 克,枇杷叶 10 克,僵蚕 10 克,生甘草 3 克。有硬结者,加皂角刺、夏枯草;丘疹色红有脓疱者,加白花蛇舌草、半枝莲;瘙痒者,加地肤子、白鲜皮、苦参;口干便秘甚者,加玄参、大黄。每日 1 剂,水煎 300 毫升,早晚分 2 次饭后服,各 150 毫升,1 周为 1 个疗程,连续服用 4 个疗程。月经不调者根据月经周期加减用药,行经期活血调经为主,重在祛瘀,方以五味调经汤合越鞠丸加减;经后期配合滋阴养血,方用当归地黄汤加减;经前期补肾助阳调经,方以健固汤合越鞠丸加减。连续服用 2~3 个月经周期。